新　潮　文　庫

ボケずに長生きできる脳の話

天 野 恵 市 著

新　潮　社　版

8506

目次

ボケずに長生きできる脳の話

プロローグ

86歳の「でんぐり返し」

大正9年のお生まれというから、森光子さんは今年（2006年当時）86歳になる。林芙美子《ふみこ》原作の「放浪記」といえば森光子さん、森光子さんといえば「放浪記」とすぐ頭に浮かぶくらい、森光子さんの林芙美子役は、当たり役中のあたり役だ。2003年9月には林芙美子ゆかりの博多で1600回目の記念公演が行なわれた。舞台では必ず女主人公の「でんぐり返し」の場面がある。自分の小説が初めて雑誌に掲載されることを知った林芙美子が、大喜びででんぐり返しをする、あの活気溢《あふ》れる場面だ。

森光子さんは、このでんぐり返しの演技を続けるために朝晩150回のスクワットをしているという。80歳を超えた女性が、えっと驚くトレーニングを毎日続けて、からだを鍛えている。「でんぐり返し」のことを英語ではサマーソルトという。知り合いのアメリカ人に、86歳になる女性がサマーソルトをやっているんだけれど、アナタ、どう思います？　とたずねたら「オー、ノー、クレイジー、インクレディブル、アンビリーバブル、そんな危ないこと、やらないほうがいいのに」と首を横に振る。いやいや違うんだよ、ミツコ・モリは舞台の大女優で、サマーソルトの演技を名作の舞台で１６００回以上やっているのです、と言ったら、「マイグッドネス、リアリー？」とビックリの表情で、日本の女性はオリンピックの女性アスリートだけではないんだねえ、老いも若きも、たくましいんだね、その舞台女優さんはブロードウェイクラスの大スターだ、舞台を見てみたいねえ、と驚いた。（２００８年、この「でんぐり返し」はとうとう封印されることになった。しかしその元気さに変わりはない）

しかし、今度は私が、もっと驚いたことがある。

新聞を見ていたら、その森光子さんが39歳の男優を相手に15歳の役をこれから演じる予定だという。86歳が15歳の役を演じるなんて、到底不可能どころか考えもつかない、とんでもない話だ。86歳というと普通は生きているのが精一杯なのに、バリバリの現役なのだ。いくらプロの舞台女優とはいえ、普通の役者さんなら、86歳になってできる役は、どんなに頑張ってもせいぜい60歳ぐらいの役。中年の役となると、もうとても無理だろう。それがなんと15歳の役に挑戦する。ここまでくるともう普通ではない。役者魂以上の何かを、並はずれた執念とか凄《すご》さとか、を感じさせる。そして、

86歳が15歳の役に挑戦するという話そのものが、世代を超えて、みんなに生きる楽しさと生き抜く勇気を与えるのだ。

私の母久子は大正7年午年《うまどし》生まれで今年88歳になるが、大腿骨《だいたいこつ》骨折の手術や両方の目の白内障の手術を乗り越えて、現在でもプール通いをかかさない。その泳ぐ距離も半端《はんぱ》なものではない。1回に600メートル。それを週に3回やる。その歳《とし》で、1週間に1800メートルを泳いでいるのだ。バタフライもやるから、一人で400メートルの個人メドレーもやるらしい。背泳ぎ100メートル、平泳ぎ100メートル、バタフライ100メートル、自由形100メートルを連続してやる。母に言わせると、途中で休むとかえって出来ないのだそうだ。こんな化け物のような老母とは、一緒に泳ぎたくないので、どんな様子なのかと、私の娘に母の泳ぎ振りを聞いたことがある。母は孫娘と一緒にプールに行くのが楽しいらしい。実際、私の娘に泳ぎを教えたのは母つまり娘の祖母である。

「おばあちゃん、泳ぐの、けっこう速いよ、40歳ぐらいのおじさんの方が、おばあちゃんより、泳ぐの、遅いから」

信じられないような88歳パワーだ。

大女優、森光子さんのエネルギーの原点は、どこにあるのだろうか？　それは、プロとしての誇りと舞台にかけてきた執念、そして強い責任感、集中力、数々の試練を乗り越えてきた柔軟な対応力と耐え忍ぶことの大切さを知っている脳ではないか。人生のスタートにおいて順風満帆ではなかった森光子さんは、波乱万丈の生涯を生きた作家、林芙美子に自分自身を重ねるところがあるのだろうか。

森光子さんの「でんぐり返し」はまだまだ続く。劇作家でもあり演出家でもあった菊田一夫が1957年4月に現代演劇の実験の場として作った東京日比谷の芸術座は2005年3月に改築のため48年の歴史にいったん幕を下ろした。劇場最後の公演は林芙美子を演ずる「森光子さんの放浪記」で1795回目の「でんぐり返し」が、人生のダイナミズムと生命の輝きを観客の脳に焼き付けた。

私の母を支えているのは、戦前・戦中・戦後の動乱期を生き抜いた精神力、いつまでも健康でいたいという強い願望、日々の暮らしの中での集中力、そしてその集中力を持続する力、さらには神仏への深い感謝の気持ちであろう。母は奈良の薬師寺に1400巻を超える写経を納経し今も悪い目で写経を続けている。夜、寝る前には、今日一日が無事であったことへの感謝の心とともにベッドの中で読経《どきょう》をしてから眠るのが日課だ。

執念、責任感、集中力、柔軟な対応力、過去の忍耐を記憶する力、困難を生き抜く精神力、強い願望、信念を持続する力、厚い信仰心、これらはすべて、ボケずに長生きをするためには必要なエネルギーである。このエネルギーは、「長生きのための心」と言い換えてもよい。

長生きに不可欠な心の世界は、からだのどの部分に存在するかというと、それは胸でも腹でも手足でもなく、すべて脳の中にある。だから、長生きの秘密は、脳の中にあるのだ。

脳の中に誰もが持っているボケない長生きの秘密を、みんなに気付いて欲しい、そしてそれを生かして、思う存分、長生き人生を楽しんで欲しい。それが私の願いだ。長生きを助けてくれる食べ物や飲み物も、おおいに活用しよう。そんなことを書いてみた。それが本書である。

1　誰でもできる、毎日できる、家でできる、お金のかからない「ボケずに長生きできる」方法

その1　新聞の見出しを全部大きな声で音読する、毎日誰かと会話を楽しむ

毎日配達される新聞の見出しを全部大きな声で音読する

これは本当に効果がある。ボケ防止対策の本が書店で山積みされている。しかし、むずかしいことや楽しくないこと、退屈なこと、無味乾燥なことは、実行できるわけがない。手軽にできて、誰にでもできて、そしてお金がかからないボケ防止の方法があれば、それが一番だ。

新聞を取っていない家はあまりない。毎日、新しい情報、いろいろなニュースが、内容豊富な文化のかたまりとして、どっさり届けられる。それが新聞だ。いろいろな分野の業界のリーダー達は、毎日、朝起きると最初にすることは、届いた新聞に、そ

れも1紙ではなく何社かの新聞に目を通す。もっとも大事な日課の一つである。

新聞はボケ防止に最良の教材である。どのようにしてボケ防止に活用するのか？

それは、このようにすればよい。

新聞の全《すべ》ての紙面にある見出しを全部大きな声で読み上げる。見出しの字は大きいから高齢者でも読みやすい。自分の関心のある紙面だけではなく、とにかく全部の紙面の見出しを大きな声で読み上げる。政治、経済、外交、文化、家庭、芸能、料理、国内、海外、そして面白くない社説も、見出しを大きな声で次から次へと全部、読み上げていく。見出しは縦の見出しと横の見出しがあるが、勿論《もちろん》、全部タテヨコ、大声で読み上げる。なぜこの作業が脳を活性化させるのか。

見出しにナニが書いてあるのかを目で追うと、その信号が脳の後頭葉《こうとうよう》に伝わる。そして内容を認識・理解すれば、その信号を言葉として正しく声に出すという信号に変換する。これらは側頭葉の連合野《れんごうや》を介して命令伝達が脳の前頭葉で行われている。側頭葉の連合野は記憶・判断の座である。

命令どおりに言葉を発するためには、舌や唇を過不足なく作動させなければならないが（構音という）、そのために必要な脳機能のスイッチが前頭葉の前頭前野《ぜんとうぜんや》で入る。前頭前野は意欲や創造の座である。

声として出された言葉は、自分の耳に入って脳にフィードバックされ、脳の側頭葉の聴覚領に伝わる。声として出された言葉が正しかったかどうかという判定が、側頭葉から前頭葉に伝わりそこで入力信号の認識と総合判定が行われる。その判定をもとに入力―出力系で必要な軌道修正が行われる。その軌道修正の結果が、目から入ってくる次の情報の処理に活用される。

見出しにナニが書いてあったかということは、記憶として側頭葉の海馬《かいば》を中心とした記憶のサーキットに蓄えられる。

これら一連の現象は学習でもあるから、学習の機能、さらに見出しを読むのだという意志・意欲の機能が活性化される。学習や意欲の中枢《ちゆうすう》は、脳の前頭葉にある。

このようにして、目で見た新聞見出しの情報を出発点として、脳の中でいろいろな信号伝達の回路がグルグル回りだすのだ。新聞の見出しを大声で読み上げる時には、大脳だけではなく小脳、脳幹を含めて脳の多くの部分が活動し、脳は全体として活性化された状態になっている。新聞の見出しの内容は多岐にわたり、しかも毎日新しい情報が入ってくるから、飽きるということがない。それどころか世の中のいろいろな分野で何が起きているか、新しい知識として蓄積されていく。新聞見出し音読によって、脳は日々に新しい刺激を受け続けるのだ。

私の外来に通う鈴木弘子さんは81歳で、歳のわりには頭はしっかりしているほうだが、家族から見れば、少しボケだしたと思われている。嫁に行っている娘さんからは「お母さん、これやってちょうだい、ボケ防止にいいから」とボケ防止のワークブックみたいなのが、送られてきた。計算やらパズルみたいな作業やらが、小学生の学校の宿題みたいに、ずらーっと並んでいて、しかも一つ一つの問題について、何分以内に終了すること、などという時間制限まである。時計を見ながら時間制限という枠をはめられて、しりをひっぱたかれるようにして追い立てられるのだ。これでは面白くない。面白くないことは続かない。こんな小学生の宿題みたいなものをやらされて、バカにされたと患者が思うのも無理はない。

ボケ防止のワークブックの宿題をやらされた鈴木弘子さんは、私にこう言う。

「先生、あんなもの、内容が単調で何の興味もないことを、時間制限をされたうえで、速くヤレみたいに、やらされるだけで、全然やる気が起きないから、やめました。新聞なら面白いので、内容を読んで、やっちゃいますからねえ。私は先生の『新聞見出し大声音読』をやり始めました。あれって、大きな声出すから、結構、おなかがすきますし、字が大きくてラクだし、世の中のことも分かるし、面白いです」

どこの国でも自国語を小さな子供に教える方法は、同じだ。それは国語の読本を大きな声で、みんなで読みあげている。小学校1年生の国語の授業風景を思い出せば、なるほどと分かるはずだ。声に出して文章になっている字を音読することが、言語習得の大原則であるばかりか、脳の活性化に大きな効果がある。

お経を「唱える」のは、なぜか?

仏教でいうと、お経の「黙読」などということは聞いたことがない。必ず声に出してお経を「唱える」。キリスト教では聖書を黙読するが、聖書の内容を聖歌にしたものを、みんなで歌う。イスラム教の経典も僧職が声に出してみんなに聞かせる。言語の習得、知識の習得、情報の伝達、精神集中だけではなく脳全体の活性化に、音読が、きわめて有効であることが古くから経験的に知られている。

言語は四つの要素から成り立っている。新聞の見出しを大きな声で読み上げることは、言語の四つの要素である①読む、②書く、③話す、④聴く、のうち、①、③、④のトレーニングにはなるが、②は関係ないと思うかもしれない。しかし、それはまちがいだ。実を言うと、②の「書く」という機能にも磨きをかけているのだ。言語の四つの要素はバラバラに独立したものではなく、お互いに密接な関係にある脳の働きである。

そのことを説明しよう。

言語の四つの要素が不可分な関係にあることをよく理解するために、①の機能が障害された状態、つまり「字が読めない」という状況について考えてみよう。

脳卒中などで、②③④の障害がおこるということは、みんな知っているが、①の障害、つまり「字が読めない」という現象がおきることは、一般にはあまりよく知られていない。

「字が読めない」という状態を失読《しつどく》（アレキシア alexia）と呼んでいる。まことに不思議な現象で、文字（たとえば漢字）を形としては分かっているにもかかわらず、それを声に出して読むことができない状態である。

失読には2種類あって、英語の場合、単語を構成する一つ一つのアルファベット、つまり個別の文字が読めない場合を、字性失読（リテラル・アレキシア literal alexia）、個別の文字は読めるが単語としてまとめて読めない場合を、語性失読（バーバル・アレキシア verbal alexia）という。そして字を読むという脳のプログラム（読字機構）は、右側ではなく左側の大脳半球にあることが多い。

失読は、失書《しつしょ》（アグラフィア agraphia「字が書けない」）を伴っている場合（失読失書 alexia with agraphia）と、失読だけの場合（純粋失読 alexia without agraphia）とがある。純粋失読の場合には、字は読めないけれども、読めない字を手でなぞると読むことができる。運動覚を使うと読めるのだ。

さて、この失書とは、どんな状態なのであろうか。それは手の麻痺《まひ》や手の震えなどの運動障害はなく、ヒステリーなどの精神障害もないのに、「字が書けない」状態をいう。そして、字を書くというプログラム（書字機構）も、左側の大脳半球にあることが多い。

失書は、失語症《しつごしょう》（アフェイジア aphasia）の時には、必ずみられる。つまり「しゃべれない」場合には「書けない」のだ。脳卒中で失語症になると失書、失読もおきている。しゃべれない、書けない、読めない、の三重苦である。

失語症には内容的に2種類ある。ひとつは、他人の言うことは理解できるのに自分が言いたいことが言えない運動性失語症だ。ブローカ（Broca）の失語症ともいう。ブローカの運動性言語中枢は、優位大脳半球（通常は左側）の前頭葉の下前頭回（inferior frontal gyrus）のうしろ3分の1の部分にある。

もうひとつは、自分の言いたいことは言えるのに他人が何を言っているのか理解できず、まるで知らない外国語を聞いているみたいな感覚性失語症だ。ウェルニッケ（Wernicke）の失語症ともいう。ウェルニッケの感覚性言語中枢は、優位大脳半球

（通常は左側）の側頭葉の上側頭回（superior temporal gyrus）のうしろ3分の1の部分にある。

以上をまとめると、失語症のときは、しゃべれない、書けない、読めないという三重苦か、耳からの言葉が理解できない、書けない、読めないという三重苦かのいずれかである。

このように、失読（字が読めない）、失書（字が書けない）、運動性失語（聴けるが言えない）、感覚性失語（言えるが聴けない）をみてくると、言語の四つの要素である①読む、②書く、③話す、④聴く、はお互いに深い関係にあることが理解できる。だから新聞見出しの音読は②も含めて脳の言語機能全体の活性化を行うことになる。

ディスコネクシオンとはなにか？

面白い話を一つしよう。ディスコネクシオン（disconnection syndrome）のことだ。現在わが国では離断《りだん》症候群と訳されている。

私は1968年7月に東京大学初代脳神経外科教授佐野圭司先生から北米に派遣留学の機会を与えていただいて、羽田からアメリカに向けて飛び立った。ちょうど私が搭乗したフライトは、羽田空港からサンフランシスコまでの直行便が開設された初日の第1便であった。それまでは羽田からアメリカ西海岸までの直行便はなく、ハワイ経由しかなかった。恩師佐野先生から北米で勉強してくるように言われた私には、当時わが国と格段の差があったアメリカの高いレベルの脳神経外科を学ぶとともに、アメリカ神経学の最新の学術成果をも習得して日本に持ち帰るという使命があった。当時世界最高のレベルにあったアメリカの脳神経外科を、どのようにして習得していったかは、また別の機会に譲ることにして、当時のアメリカ神経学の最先端の話題について話してみよう。

それは二つあった。

一つはパーキンソン病に画期的な治療薬Lドパが、ニューヨークで開発されたことである。Lドパを投与するとパーキンソン病が劇的によくなることが発見され、Lドパ治療がアメリカで始まったばかりだった。パーキンソン病で死んだ患者の脳を調べるとドーパミンが減っていることを、ニューヨークの化学者コチアスが見つけたのだ。出来立てほやほやのこの話を、エール大学の講演会場の満員の聴衆と共に、私は目を輝かせて聴いた。ニューヨークから、コロンビア大学のヤール教授（Melvin D. Yahr）が講演にやってきたのだ。私はその話を直《す》ぐにホームグラウンドである東京大学の脳外科教室の佐野教授に書き送った。ヤール教授は現在のパーキンソン病患者重症度分類、ホーエン・ヤールの分類に名を残す人である。

アメリカ神経学におけるもう一つのビッグニュースが、ディスコネクシオン（disconnection syndrome）であった。

内容を分かりやすくいうと、こうなる。

脳にはいろいろな場所にいろいろな中枢がある。それぞれの中枢は、それぞれ特有の機能を持っている。ある中枢が壊れるとその中枢が持っている機能は障害される。これは、だれだってわかる。しかし中枢そのものが壊れていなくても、その中枢の機能が駄目になることがある。その理由は、中枢同士を結んでいる神経回路が、駄目になるからだ。個々の中枢は完全に独立しているわけではなく、まわりの中枢と連絡を取り合って機能している。中枢間の連絡路があるのだ。だから、この連絡路が駄目になると、その中枢は他の中枢から必要な指示命令を受けることができなくなって、機能ダウンしてしまう。連絡路という結合（コネクシオン）が切れて（ディスコネクシオン）、離断《りだん》されてしまうのだ（離断症候群）。

脳の中でもっとも大きな連絡路は、脳梁《のうりよう》（コルプス・カローズム corpus callosum）である。これは左右の大脳半球の間をつなぐ広い連絡通路だ。左右の大脳半球のそれぞれで起きた現象やプログラムを反対側の大脳半球に送っている。

もし、この脳梁が、病気や、あるいは、てんかん治療のための脳梁切断術で破壊されると、どういうことが起きるか？

脳梁の破壊

脳梁が壊れるという離断（ディスコネクシオン）によって、先に述べた言語の機能に、以下のような現象がおきる。

失書（アグラフィア agraphia「字が書けない」）の説明で、字を書くというプログラム（書字機構）は脳の左側大脳半球にあることを紹介した。脳梁が壊れると左側大脳半球にある書字機構のプログラムは、右側の大脳半球に伝わらない。左手で字を書くのは右側の大脳半球を使うが、その右側大脳半球に書字機能が伝わっていないから、左手で字が書けない、すなわち左手だけが失書で、右手は普通に書けるという現象が起きる。

先に述べたように、字を読むという脳のプログラム（読字機構）も、右側ではなく左側の大脳半球にあるので、脳梁が離断されると、左の後頭葉にある読字のプログラムが右の後頭葉に送られない。右の後頭葉は左視野をつかさどっている。だから左視野だけに失読が起きる。

古典的な純粋失読（ピュア・アレキシア、失書を伴わない失読）も脳梁離断によって起こることが知られている。

このディスコネクシオン症候群を最初に発表したのは1965年ボストンのノーマン・ゲシュビント（Norman Geschwind）だ。ゲシュビント教授の講演があるというので、私が居たエール大学のあるニューヘブンから車でボストンに向かった。ハーバード大学の会場は、それこそ満員の聴衆でその中に混じって私は話を聴いた。脳の中枢そのものが壊れていなくても相互の神経線維連絡が絶たれれば、まるでその中枢が壊れているかのような現象が起きるというゲシュビント教授の話は明快で説得力があった。日本ではまだ誰も知らなかったこの話も恩師佐野教授に書き送った。……

読者諸賢、さっそく始めよう。新聞記事の見出しを片っ端から大声で読み上げる。毎日できるし、家でできるし、お金もかからないうえ、世の中のいろんなことが頭に入る。これまでは読まなかった料理の記事なんかも、見出しを読み上げているうちに、どれどれ、ということになって見出しの中の記事まで、つい読んでしまう。食材の山の幸、海の幸の記事は、読んでいて楽しい。

大きな声で新聞見出しを読み上げれば、おなかもすいて、からだにいい。ダイエット効果だってあるのだ。

毎日誰かと会話を楽しむ

話をするということは、脳の活性化には不可欠だ。話をしているときは脳が猛烈に働いている。特に日本語は世界の言語の中でも飛び切りむずかしい言葉だ。どこがむずかしいかと言うと、言語表現が複雑で多岐にわたるところである。

たとえば英語で第一人称単数「自分」を表現する言葉は「アイ I」一つしかなく、第二人称単数「相手」を表現する言葉は「ユー You」一つしかない。単語は一つでその同じ単語を発音するときの強弱と音声の質（声色）とを使い分けることで、いろいろな状況下での人称を表現するしかない。

ところが日本語ではどうであろうか。第一人称単数を表わす単語の種類が実に豊富である。わたくし、わたし、あたし、あたくし、ワテ、ワタチ、ぼく、ボクチャン、おれ、オラ、オイラ、じぶん、てまえ、……。第二人称単数もいろいろある。あなた、あんた、あんさん、おまえ、きみ、きさま、おたく、……。

英語とちがって使用する単語そのものが全くちがう。会話をするときに、相手の性別、年齢、社会的地位、親しい相手か、初対面の人か、雑談なのか、営業会話なのか、標準語を使うべきなのか、方言を使うべきなのか、を脳は自動的に判断して使い分けている。日本語の場合にはその場の状況に合わせて人称にさらに適切な敬語をつけないと会話はうまく成立しない。敬語をつけ過ぎてもペケだ。相手に対して、「さま」で呼ぶのか、「さん」付けがいいのか、「ちゃん」付けがいいのか。

社員が田中社長に話しかけるときに「田中（呼び捨て）」「田中さん」「田中様」「あなた」「あんた」「君」は全部ペケ。即座にクビになることまちがいなしだ。どう言えばいいのか？　わざと「田中」を入れずに、「社長！」と呼びかけてニコニコ愛想笑いを続けながら物腰低く会話するしかない。

日本の役所のトップに君臨する霞《かすみ》ヶ関《せき》では、若手、中堅の高級官僚はお互いに「チャン」付けで呼び合っている。「鈴木チャン、こないだの予算の件、ヨロシクね」「わかった、齋藤チャン、なんとかしとくよ。ところでサ、今度、森本チャンを誘って3人で向島で一回一緒に呑《の》もうか、森本チャン、いい奴《やつ》だし」とこんな具合だ。「チャン」付けで呼び合うことによって普段から親しい関係を築き、省庁間の連携をとって仕事をしやすくしようとの魂胆からである。エリート同士のぶつかり合いで関係がギクシャクするのを「チャンチャン仲間」で避けたいのだ。霞ヶ関官僚同士でもチャン付けで呼び合うのと、そうでないのとでは差が出る。

こんなむずかしい言語は、世界中で日本語だけであろう。人称がこの有様だから、人称以外の言葉についても同じ内容を表現するのに使用する単語そのものが違い、それらを適切に選別し組み合わせながらものを言わないと、日本の社会では生きていけない。実力がなくても言葉巧みに出世をするという世渡り上手が、言語が複雑な日本の社会では誕生しやすい。

世渡り上手か下手かはさておいて、ことほどさように、日本語の会話自体がアタマを相当使うことになる。会話をする際に脳の中で起こる専門的でむずかしい現象やメカニズムを、わざわざここで書かなくても、会話がボケ防止によいことはよく理解できるだろう。

さあ、どんどん、話をしよう。

「先生、そんなこと言ったって無理ですよ。うちじゃあ、僕と家内と二人きりだし、まいにち、まいにち、同じような暮らしですからねえ、家内と話すことなんか、何にもないですからねえ」

「そりゃあ、そうでしょうねえ、それはよくわかっています。よく分かっているから、わざとこんな話をするんです。奥さんと二人暮らしだから、話題がなくて、多分、毎日お二人とも、ブスっと黙って暮らしているんだろうなあと。会話がない、話をしない、だから、ボケによくないんですよ。奥さんと話すことがないんだったら、近所に出かけていって、ご近所パワーの中に座って、何でもいいからペラペラやってみる。もちろん相手の話もよく聴かなきゃあ、いけませんよ。話題は何でもいい。きょうの新聞の記事のことでもいいし、テレビでやっていた番組のことでもいいし、あんまり褒められたことじゃあないが、近所のウワサ話でもいい、要するにね、アレアレ、ホラ、あるでしょ、あの井戸端会議ってヤツ、アレに参加をする。それから、毎日誰かに電話をかけて話をしてみる、ねっ、分かるでしょ、遠くにいる孫とか親戚《しんせき》とかにね、どうしてる？　久しぶりじゃない、元気かい、この頃ナニ食べてるの、こないだテレビを見てたら偶然そっちの町の観光PRやってるのを見たよ、ヒマ見つけて東京へ出てらっしゃい、東京も汐留《しおどめ》や台場の辺りは、えらく変わっちゃってねえ、若いモンがうろうろしてて、けっこう面白いよ。洒落《しゃれ》たレストランもできてるから、いっぺん一緒にご飯でも食べようよ。こんな具合に電話を気軽にかけて、いろんな話をしたり尋ねたりしていると、ボケに、かなりいいんですよ」

「いやあ、先生、よく分かりました。なるほどねえ、電話をかけるっていう手はありますねエ。そう言われれば、最近、電話もあまりしてなかったなあ、やってみます」

「ただね、岸田さん、あんまり、長電話は、駄目ですよ、電話代高くついてボクが言う、お金のかからないボケ防止の精神に反しますから」

「よーく、分かりました。先生、大丈夫ですよ、うちは、そんなにお金ありませんから」

その2　毎日、掃除をする

どの宗教でもなぜ「掃除」を重視するのか？

どの宗教でも、その礼拝する場所は、きれいに掃除がなされている。仏教の寺院、神道《しんとう》の神社、キリスト教の教会、イスラム教のモスク、どこでもピカピカに掃除が行き届いていて、チリ一つ落ちていない。

なぜなのか？　と考えたことがあるだろうか。

汚いところでは宗教心が湧《わ》いてこないから、と言ってしまえばそれまでだが、宗教の心は、ピカピカでもなんでもないごく普通の日常の生活の場や雑踏の中においても、起きるときはおきる。神社、仏閣、教会、モスクに出向かなくても、ごく自然な日常の生活の場で、非日常的で超現実の、無の世界が、ひとりでに心にわきあがり、それがその個人にとっての宗教の世界、宗教の場であり得ることは、事実として存在すると思う。私は、仏教の経典も知らず、仏の心について教えを乞《こ》う機会もなかった普通の人間であるが、仏の心は、お寺に行かなくても、いたるところに存在すると感じて、これを常在仏心という自分の言葉であらわして、心の中で大切にしてきた。

たとえば私が医師として診療する外来診察室にも、かつて私が膨大な数の脳の手術を行った手術室の中にも、まちがいなく仏の心は、その場に、たしかに存在した。私が常在仏心ということを感じるのは、医療の現場だけではない。乗り合わせた山手線の電車の中で、耳にピアスをした茶髪の20歳くらいの男が、見ず知らずの老婆《ろうば》に微笑《ほほえ》みかけて席を譲る姿の中にも、たしかでまちがいのない常在仏心の世界がある。

掃除を、いずれの宗教でも重視する理由は、日常の生活の場において、非日常的で超現実の「無」の世界が、「黙々と掃除をするという単純作業の反復」の過程で、ひとりでに心にわきあがり、その過程そのものが、その個人にとっての宗教の場となるという経験則を、大切にしている結果である、と私は思う。

掃除をするということは、自然に、雑念を払い無の世界が心に出来上がる糸口になるとともに、集中力、適度な観察力（どこを掃除すればよいのか、どこが汚れているのか）、いろいろなものに対する気配り（ものを片付けないと掃除はできない、物を壊さないように注意しないと掃除はできない）、そして「掃除の手順を考える脳の機能」が自然に賦活化《ふかつか》される。これについては後に述べる。

無の境地とアルファ波

無の世界とは脳の機能のどういう状態をいうのであろうか。それはアルファ波が出ている状態である。アルファ波とは脳波を記録したときに現れる、周波数が8〜12ヘルツの波のことをいう。アルファ波は脳の状態が悪いときは現れない。現れたとしても量が少ない。脳卒中の直後とか頭を強打した直後とかは、アルファ波は消失している。時間が経《た》って次第に脳卒中から回復してくるとアルファ波の量が少しずつ増えてくる。だから、どれくらいアルファ波が出ているかによって脳卒中からの脳機能の回復度を推測するホッカデイの分類があるくらいだ。アルファ波が十分に出ているということは脳の機能状態が全体として良いということを示している。

アルファ波と無の境地との関係はどうなのか。

修練を積んだ禅僧が鎌倉のお寺で座禅を組んでいる時に脳波を記録すると、見事なアルファ波が豊富に出ている。ところが座禅の練習をしに来た一般の人の脳波はアルファ波が出ていなくてベータ波という速波が多い。禅僧は無の境地にいるからアルファ波が出るが、一般の人は雑念があるからアルファ波ではなくベータ波が出ている。

脳波を記録しなくても、見回りの僧が座禅中の人の中から、足がしびれて痛いなあとか、もういい加減早く終わってメシでも食いたいなあとか、雑念だらけのエセ座禅を見つけ出して、例のヤツで後から背中のところをパシッと叩《たた》く。姿かたちだけからエセ座禅を見つけ出すのは難しいだろうに、どうしてそれが分かるのか、脳波が専門の一つである私はいつも不思議に思う。物事を考えたりするとアルファ波が消えて速波のベータ波が出る。だから無の境地とは、脳波の視点からいえば、「何も考えていない境地」ということになる。

アルファ波は、目を閉じているときだけ出現し目を開けたとたんに消失する。人間が瞑想《めいそう》するときの姿を描いた美術作品は絵でも彫刻でもすべて目を閉じた姿になっている。人が祈るときも自然に目を閉じて祈る。目をギョロギョロ開けたままでは、瞑想にも祈りにもならない。目を閉じて無念無想の心になるとアルファ波が出る。脳の状態がとても良いのだ。これを普段の生活に是非、生かして欲しい。ここ一番というときは目を閉じて、しばし何も考えない。アルファ波がどっと出て脳の状態が良くなり次の瞬間に冷静な判断、素敵なアイデアが浮かぶ。

プロ野球の選手がバッターボックスで何も考えずに無心にバットを振ったらホームランになった。いやあ素晴らしいあたりだったですねえ、狙《ねら》ってたんですか？　という試合後のインタビューに選手は、いや、何も考えてませんでした、何も考えずに、来たタマにバットを出しただけです、と答えている。目を閉じてバットを振るわけはないから目は開いていた。だからアルファ波は出ていない。しかし無の境地であるから、いつでもアルファ波が出るような良い状態に脳がなっていた。ここで1本打てば打点はナンボになるかナなどと雑念だらけだったらバットはタマをかすりもしなかったはずだ。プロゴルファーが優勝のかかった大事なパットを打つときも、同じである。しびれる2メートルのパットが入るか入らないかは、パット技術の問題ではなく、100%、心の問題である。雑念があると入らない、無の境地でボールを打つと入る。目を閉じればベータ波ではなくアルファ波がでるような脳の状況でないと、ここ一番のパットははずれる。

何も考えずに黙々と掃除をする。そのときはまちがいなく脳の状況は良い。無の境地であるから目を閉じれば雑念のベータ波ではなくアルファ波が出ている。だから黙々と掃除をすることは脳の機能を高めるのだ。

アルファ波と人間の性格

面白いことを紹介しよう。

アルファ波は性格と関係がある。脳波を記録してアルファ波が良く出るタイプの人と、ほとんど出ないタイプの人がいる。アルファ波が良く出る人は、まじめで几帳面《きちょうめん》な性格である場合が多い。その反対の性格、つまりズボラでアバウトな人はアルファ波が出にくい。大勢の患者を診ていてアルファ波と性格の相関はかなりの精度で的中する。

掃除をするときにはある程度集中しないと掃除にならない。

集中力とは脳の機能のどういう状態をいうのであろうか。集中力は、そのほとんどが脳の前頭葉の機能である。目で見えるものに集中する、耳から入る情報に集中する、あることを集中的に考えるなど、集中する対象によって脳の機能部位が異なるのは当然であるが、全体として集中力を総合的にコントロールするのは前頭葉だ。特に、後に詳しく述べる前頭前野《ぜんとうぜんや》（プレフロンタル・コルテックス prefrontal cortex）がその元締めである。ボケていなくても、アタマが悪いという場合に、その内容を分析すると、注意散漫という答えになることがある。前頭前野はアタマの良《よ》し悪《あ》しにおおいに関係する。

集中力とはなにか？

集中力は、観察力や、「気配り」とおおいに関係がある。これを脳の生理学の視点からみてみよう。

観察力や気配りは、脳のもつ「注意」機能である。脳の生理学ではアテンシオン（注目 attention）とリコール（想起 recall）という課題で研究が行われている。

サルを固定し、サルが特定のレバーを押せばピーナッツが出てくるような装置を用いた実験では、アテンシオンとリコールの関連がよく理解できる。いくつかあるレバーのうち、どのレバーがピーナッツを獲得できるかを、試行錯誤の末にサルは次第に学習して覚えるようになり、やがては正確にピーナッツレバーだけを押すようになる。ピーナッツが出てこないレバーとピーナッツが出てくるレバーとに「注目」が向けられ、この2種類の「注目」のシグナルがサルの後頭葉視覚領《しかくりよう》に記録される。次にレバーを押そうというときにサルは当然、ピーナッツが出てくるレバーはどれであったかという課題を解決しなければならない。そのためには覚えこんだ2種類の「注目」シグナルのうち、どちらがサルにとって有利なものであったかを想起することになる。

このように、注目と想起が一体となって機能し、過不足のない注意機能が脳の中で成立している。

脳の生理学でいうアテンシオンについて、もう少し詳しく紹介しよう。

アテンシオンは、脳の認知機能を支える重要なプログラムである。「注意」と訳されることもある。

集中力とアテンシオン

アテンシオンの定義を分かりやすく言うと、次のようになる。

視覚とか聴覚とかといった、いろいろな種類の感覚情報が脳に運ばれてくるが、脳に入ってくるこれらのさまざまな情報を選択し、その中で重要な情報だけを取り出して処理する機能を「注意」（注目、アテンシオン）と呼んでいる。要するにアテンシオンは、情報選択に関わる機構であり、個体にとって、もっとも有用な（重要な）情報だけを選び出し、脳に入ってくる膨大で雑多な情報を効率よく処理するために行われる脳のプログラムだ。先に紹介したサルとピーナッツの実験の話からも、なるほどと理解されると思う。

なぜ情報の中から重要なものだけを選択して処理しているのだろうか？

その理由は、脳の情報処理能力に限度があるからだ。同時に大量かつ多種類の情報を処理しようとすると、当然、混乱が起きる。それを避けるために選別が必要になり、そのためには「アテンシオンして」重要な情報だけを処理するわけである。

アテンシオンの過程で重要ではないと判定された情報は、捨ててしまわれるのだろうか？　そこのところは、まだ議論が定まっていないが、どうも完全廃棄処分にはならないらしい。人間の脳は、本当によくできている。秋葉原で売っているパソコンなんて、人間の脳の機能と比べれば幼稚なものだ。

アテンシオンによって選別の対象になるものは入ってきた情報の「空間的位置」「特徴」「内容、オブジェクト」「（情報に対する）反応」などであって、それぞれについて重要なもの、必要なもの、が識別され選択される。

アテンシオンに関与するのは脳の構造のどの部分？

①上丘《じょうきゅう》、②視床枕《ししょうちん》、③頭頂葉《とうちょうよう》、④前頭前野《ぜんとうぜんや》の四つの構造がアテンシオンに関与する。一つ一つみていこう。

①の上丘は、脳幹の最上部の中脳にあって視覚伝導路における重要構造物である。特に眼球運動と密接に関係するので視覚として入ってくる情報を眼球運動のレベルでアテンシオンして選別し、後頭葉の視覚領におけるプログラム処理に役立っている。

②の視床枕は、視床の最後部にある構造物で、その役割の完全な解明はなされてい

ないが、入ってきた情報をフィルターにかけ、アテンシオンに関与する他の構造物である前頭前野、上丘、頭頂葉との連携を取り仕切っていると推測されている。

③の頭頂葉は、全体としては、感覚情報の中枢《ちゅうすう》ではあるが、視覚からもたらされる情報（最終的には後頭葉で処理される）についてのアテンシオン機能に、どのように関わっているのかは、よく分かっていない。一つの説明としては、視覚以外の情報、たとえば聴覚や触覚に関与する情報の処理のためにアテンシオンプログラムが使用されるのを阻止することによって、視覚情報の処理のみにアテンシオンが「専用される」ようにしているのが頭頂葉の役割ではないかと推測されている。頭頂葉の後ろの部分は、視覚領（後頭葉）に接し、体性感覚領（頭頂葉のもっとも前の部分）は運動領（前頭葉）に接しているので、アテンシオンの機能に関わる脳のもろもろの構造、あるいは、異なる感覚の種類（触覚、聴覚、視覚など）を統括する部位としては妥当な解剖学的位置にあるとみられている。

④の前頭前野は、アテンシオンの機能の中心である。複雑な作業・動作を行うときにそれをコントロールするのが前頭前野である。前頭前野が中心となって、作業・動作に関する入力情報を選別し必要な（重要な）情報を取り出している。動作・作業に関する記憶（作動記憶）については、いちいち情報が現在進行形で入ってこなくても、

前頭前野は持続的に活動している。たとえば、今現在、自転車に乗っていなくても自転車に乗るという動作に関連する記憶は持続しているのだ。つまり前頭前野は、アテンシオン（注意、注目）による必要情報選別（識別）の中枢、そして動作・作業に関連する記憶の中枢である。

さて、掃除の話に戻ろう。

掃除は、観察力、注意機能、そして観察と注意の過程で獲得した記憶を活性化させる上できわめて重要な脳のトレーニングになる。

掃除をするときには、その段取りというか作業の順番というか掃除の手順を考えることになる。前頭前野が働くのだ。

作業手順の記憶と前頭前野

掃除をする時の「手順」では、前頭前野以外に脳のどのような部分が活性化されるのであろうか。

もう10年以上も自転車に乗っていない人でも、いきなり自転車に乗ることができる。いちども自転車に乗ったことのない人は、すぐに自転車に乗れるわけではない。自転車に乗るときに必要な動作、手順、からだのバランスのとり方についての記憶が脳の中に存在するからこそ何年自転車に乗っていなくても、いつでも自転車に乗れるのだ。

これは、記憶の中で、手順あるいは動作関連記憶（プロシデュラル・メモリー procedural memory）といわれる種類の記憶である。技能習得（スキル・ラーニング・タスク skill-learning task）に関する記憶といってもよい。水泳、スキー、ゴルフなどスポーツをする時に必要な技能の記憶、ピアノ、バイオリン、ギターなどの楽器演奏、パソコンのキーボード操作、それから字が上手に書ける人、下手な人など、字を書くときの技能、などなど、ありとあらゆる技能、作業手順、動作に関して、脳が覚えこんでいる記憶である。

したがって、技能習得に関する記憶は、その記憶が使われるときは、意識するわけではなく、自然にからだが動いてしまう、そういった記憶である。無意識のうちに技能習得記憶の中枢から記憶が取り出され必要な運動のプログラムにスイッチが入り手足の筋肉が自然にバランスよく動く。

本や新聞を読んだりして得た知識に関する記憶は、脳の表面の大脳皮質に蓄えられるが、技能習得記憶あるいは動作関連記憶といわれる記憶は、大脳皮質ではなく別の場所にしまいこまれている。それはどこか？

動作関連記憶は、脳の深部である大脳基底核（ベイサル・ガングリア basal ganglia）と小脳半球の外側部そして前頭前野に存在する。

大脳基底核は、運動系の中では錐体外路《すいたいがいろ》というシステムに所属している。手足を動かすときに主力となって働くのは錐体路であるが、錐体路の活動を調整して手足が過不足なく動くように仕向けるのが錐体外路である。錐体外路に属する線条体《せんじょうたい》のドーパミンが減少した状態が、パーキンソン病である。錐体外路がトラブルになっているから手や足の運動の調整がうまくいかず、手がふるえ、歩くのもうまくいかない。

小脳も、運動の調節やバランスの調節に重要である。右の小脳半球に病気がある人は、まっすぐ歩けず右へ右へと歩行がずれていく。動物実験でネコの右の小脳半球を切除すると、ネコはつねに首を右に傾けている。

興味ある話を一つ紹介しよう。

私が東京大学脳神経外科の佐野圭司教授に入門し北米へと派遣留学に出かけた頃は、脳外科はまだまだ黎明期《れいめいき》で巨大な脳腫瘍《のうしゅよう》を持った患者がいっぱい病院に来た。現在のようにコンピュータ画像診断もなく脳の医療の専門家の数もごく少数で、発見が遅れたのである。脳腫瘍も初期の段階では小さいから、手術もそれだけ手間ひまはかからないが、発見が遅れ何年も経《た》ってからだと、脳腫瘍が巨大なサイズになっていて手術は難しい。

聴神経腫瘍《ちょうしんけい》というのがある。耳の奥にできる良性の脳腫瘍であるが、放置しておくと、耳が聞こえない、耳鳴りがする、だけではなく顔面神経麻痺《まひ》が出て顔が曲がり、さらに時間が経つと小脳がやられてまっすぐ歩けなくなり、もっと時間が経つと頭の中の圧が高くなって死亡する。この腫瘍は小脳と脳幹部の橋《きょう》との間の狭い空間に発生する。この部分の狭い空間を小脳橋角部《しょうのうきょうかくぶ》という。聴神経腫瘍は小脳橋角部の代表的な脳腫瘍である。もともと狭い空間に巨大な腫瘍が出現するから、たまらない。この巨大腫瘍を手術で摘出するためには脳の中に作業空間（ワーキングスペース）を作らないと仕事ができない。キチキチ、ビッシリ、パンパンの状態では、いくら熟練の脳外科医でも仕事を始められない。だから、まず作業空間を作ることから始める。

それには、どうしたらよいのか？

手術野にある小脳半球の外側3分の1を切除する。こうすればかなりの作業空間ができるから、あとはていねいに巨大腫瘍を少しずつ除去していけば安全に手術ができる。昔は、小脳半球の外側3分の1を切除しても何の障害も起こらないとされていたし、専門手術書にも、巨大腫瘍の場合は、無理をして腫瘍だけを取ろうとしても結局は小脳の外側部は手術操作で駄目になることが多いから、それならば最初から小脳半球の外側3分の1を切除し十分な作業空間を作ったうえで手術をした方が安全確実に手術ができるとされていた。

実際、小脳半球の外側3分の1を切除しても、術後にはなにも起こらなかった。しかし、非常に多くの症例で小脳半球の外側3分の1を切除した経験のある欧米の脳外科医のなかには、「ピアノを弾いていた人が手術後にピアノが下手になった」と指摘する人もいた。小脳の機能回復は大脳に比べて一般に非常に良好で、小脳に脳卒中が起きても2年もたてば症状が消えて何もなくなることが多い。ましてやピアノは練習であっという間に元に戻る。

ところが、ところが、である。近年の脳の基礎研究によって運動に関する記憶は、なんとこの小脳半球の外側部にしまいこまれていることが分かった。

最初にも述べたように、現在は、脳腫瘍が巨大になるまで見つからないという時代ではない。ちょっとした症状があれば直《す》ぐにCTだMRだと検査をするから脳腫瘍は小さな段階で発見され治療がなされる。したがって現在の脳外科医は小脳半球外側部3分の1を切除してワーキングスペースを作ってから手術をするような場に出くわさずに済む。

このように、大脳基底核と小脳の外側部そして前頭前野は、作業関連・動作関連記憶の中枢である。

物忘れがひどくなった人でも自転車には乗れる

物忘れがひどくなった人でも自転車には乗れる。脳の老化、ボケを考える上で、ここがとても重要なポイントだ。知識を蓄える大脳皮質は老化でおとろえるのに対して、大脳基底核とか小脳半球の外側部さらに前頭前野にある動作に関連する記憶中枢は、なかなかおとろえない。強いのだ。

動物の生存の原点に立ち返って考えてみると、これは当たり前なのかもしれない。生存にとって「知識」に関する記憶よりも「動作」に関する記憶の方がより基本的に重要なのだ。ヘタな知識があるよりも動物的な動きや動作のほうが、大自然の野生のなかでエサをとり生き抜くうえで死命を制する。

人間という動物にも、この自然の野性のあかし、「行動脳」がしっかりと残されている。ボケても自転車には乗れるのは、このためだ。

「知識脳」は大脳皮質のうち発生学的に新しい新皮質（ネオコルテックス neocortex）に、「行動脳」は古い古皮質（パレオコルテックス paleocortex）にその記憶中枢がある。そして古皮質は新皮質より老化に強い。「行動脳」は「知識脳」よりも老化に強いのだ。実は、本書で後に述べる本能をつかさどる「情動脳」も、古皮質に属している。大切な記憶は最後まで達者なのだ。

掃除という作業を毎日繰り返して、この野性の砦《とりで》、「行動脳」に火をつけよう。私がこの本の中で述べている「長生きの秘密は脳の中にある」というときの「脳」とは、老化に最後まで抵抗する「行動脳」と「情動脳」のことだ。

むずかしい理屈はさておいても、毎日きれいに掃除をすること自体、悪いことではない。掃除をして清潔な生活環境を保つことは長生きの基本条件の一つだ。不潔でごみだらけでは絶対、長生きは無理である。

10代の若い人の中に、自分の部屋がごみの山でも平気でその中で寝起きしている場合がある。「ごみ屋敷」というらしいが、若い時からこの有様では早くも長生きレースから落ちこぼれている。

ガンバレ、毎日掃除をするのだ。

織田信長は強迫神経症？

統合失調症や双極性障害などメンタルヘルスの病気の場合には、患者は掃除をしないから部屋は散らかし放題で汚い。掃除の状態が精神の状態を表わしている。オフィスなどで机の上に書類や郵便物が山積みされている人は、大体が仕事ができないか、仕事が乱雑である。机の上の掃除状態が、その人の脳の状況を示している。

一方、強迫神経症では、お風呂《ふろ》に入るのに風呂場を掃除してからでないと入れないとか、必要もないのに毎日何回も同じ部屋の掃除をする。歴史上の人物では織田信長が掃除好きで、部下に命じて掃除を徹底的にやらせ居城の安土《あづち》城の中は、いつもピカピカであったと宣教師ルイス・フロイスは書いている。信長は強迫神経症であった可能性もある。異常なまでに掃除に執着するのも、心が不安定だからだ。

掃除は、このように、脳に大きな影響を持つ作業だ。ボケ防止に毎日の掃除は有効である。

その3　寝る前にその日に起こったことを思い出してノートに書く

まず、書いてみる

「書く」という作業は、「話す」という作業とともに、脳を活性化するためには絶対に不可欠である。ボケないためには、とにかく書かなければならない。何を書くか？

一番身近なところでできる「書く作業」は、毎日、寝る前にその日に起こったことを思い出してノートに書くことだ。

「先生、そんなこと言ったって無理ですよ、だって、毎日毎日、おんなじような生活ですからねえ、もう仕事を定年で辞めてから何年にもなりますし、家内と二人っきりで暮らしてますから、書く内容なんて、何にもないですよ」

「ちがう、ちがう、そこがちがうんですよ。何か特別なことを書くんじゃあない、その日に食べた三度の食事の内容を、まず書く。それから、誰に電話をしたとか、どんなことを話したとか、誰からどんな電話がかかってきたとか、散歩に行ったら誰に会ってどんな話をしたとか、などということを書くのです。食事の内容を書き留めることは、健康管理上も大切です。私の外来に通ってくる患者の中に、三度三度の食事の内容を書いたノートを1ヶ月に1回まとめて持ってきて、私が食事指導とか栄養のアドバイスをしている人が、何人かいます。そのうちの一人は、だいぶ前に奥さんが亡《な》くなって一人暮らしだから食事が心配、何を食べているのか、私が亡くなった奥さんの代わりなんて、とてもできないけれど、ナニ食べてるか心配だから。だって薬飲んでるのに、血圧まだこんなに高いでしょ、毎日の家での血圧を折れ線グラフにつけ、それを私のところに持ってきてもらってますけど、高血圧は、食塩制限以外に気をつけなきゃいけない食事の問題がいろいろありますからねえ、食事内容のチェックをしてあげますから持っていらっしゃい、って言ったら、その患者さんが、分かりました、ではお願いします、ということになって、昔はあまり口にしていなかったような納豆や赤ワインを、今では、健康にいいから、ととるようになり、卵はコレステロールを上げちゃうからやめなさい、卵を材料にして作るマヨネーズもいけないから、お野菜のサラダにはマヨではなく、お酢をベースにしたドレッシングにしなさい、油はアブラでも魚の油はからだにいいから、イワシ、サバ、サンマを買ってきて食べなさい、そういう食事指導をしています。だからね、あなたは奥さんがおられるから大丈夫だとは思うんだけれど、三度の食事の内容を書いたものを持ってくれば、わたし、チェックしてあげますよ」

それ以来、患者は三度の食事内容を、毎日毎日、ノートに書いたものを持ってくるようになった。

「先生、やっぱり先生の言うとおりだねエ。毎日書くこと、けっこう、いっぱい、あるんだねエ。それに1年経ってみると、へえー、去年の今頃は、こんなもの食べてたんだなって。面白いですよ、食事の内容、書いとくと。レストランに行った時なんか、レストランの名前と料理の内容を書いてあるもんだから、あとで、そうそう、あれうまかったなあ、久しぶりに、また、いっぺん行ってみようかナって、こないだレストランに電話して予約したら、是非お待ちしております、お出かけ下さいッて、愛想よく言われて、感じのいいお店だったから、来週でも行ってこようかなって、家内と楽しみにしてるんです。それにね、毎日こうやって、いろいろ書くでしょ、だから、なんだかアタマのほうも少し動き出したみたいで、昔みたいにボケーっとすること、少なくなったですよ」

三度の食事の内容を書き留めることは、自分の健康チェックだけでなく、その時その時の、いろいろなことが思い出されて心温まる記録として残る。

また当然のことながら、いろいろ書くから、次第次第に、アタマの中が回りだしてボケが軽くなる。それに何でも書いてあるから、アレ、なんだったっけ、という時にノートを見ればすぐに解決する。あれ、あれ、あれ、ホラ、アレだよ、アレ、うーん、思い出せないなあ、なんてことも無くなるから、毎日のことを寝る前に書くことは一石三鳥、いや、それ以上の効果がある。日記をつけるなんて堅苦しいことを考えるから続かない。最初は、書き落としがあったっていい。とにかくメモ程度のものを書き付けておく、ぐらいの、軽い気持ちで始めることがコツだ。そのうち慣れてくると、自分の考えていること、最近、世の中まちがってるゾとか、おれが死んだら遺産相続でモメルなんて、みっともないこと、するんじゃないゾ、なんてことも書いておくと、あなたの死後にそのノートが発見されて、やっぱり親父《おやじ》は、いろいろ考えてたんだなあ、生きてる時に、もう少し話を聴いておけばよかったナと、血気盛んな息子や、何を考えているのか、いないのか、分からない、人生クエスチョン・マークの娘に対して、少しは存在感のあるメッセージにもなる。

だまされたと思って、今晩からやってみよう。けっこう面白いから。3ヶ月経ったら、ご自分で効果が、うーん、なるほどネと、分かるはずだ。

その4　知人や親戚に葉書を出してみる

その場ですぐに辞書を引く

この頃は、人と連絡を取り合うのは、ほとんど携帯電話のメールかパソコンだ。とても便利だけれど、こればかりやっていると脳が衰えてしまいかねない。なぜかというと、たとえ漢字を忘れていても読みを入力すれば自動的に漢字変換をしてくれるからだ。便利なパソコン、携帯を、使えば使うほど、漢字力が駄目になっていく。ボケが心配だという年齢層の人たちは、パソコンはおろか携帯電話もうまく使えない場合が多い。

ではどうすればいいのか。

パソコンを使えるようになるなんて、高齢になればなるほどちょっと無理という現実からすれば、やはりこの年齢層の脳を活性化するには、葉書を書いたりすることの方が、若い頃の漢字能力を復活させる、より実際的な手段ではないかと私は思う。

しばらく字を書いていないと字を忘れているのは、ごく普通のことであり、自分は字も忘れて書けなくなった、もう歳《とし》でだめだ、と決めてかからないことだ。筋肉と同じで、脳もある機能をしばらく使っていないと休眠状態になっている。筋肉も普段はあまり使わない筋肉は休眠状態になっているが、べつにその筋肉が消えてなくなったわけではない。使い出すと次第に本来の機能が戻ってくる。外国語の例を出すと分かりやすい。かつてアメリカに長らく住んでいた人も、帰国して英語をまったく使わない生活が始まると、次第次第に、かつては流暢《りゅうちょう》であった英語を忘れていき、単語などもサッと書けなくなるし、英語表現もパッと口から出ない。ブラジルに移民した日本人が久しぶりで帰国すると日本語を忘れている。言葉というものは、そういうものだ。とにかく使わないと英語の単語や漢字だけではなく、言語能力全体が休眠状態になる。しかし使い始めると、またもとのような言語能力が回復する。

私自身の話をしよう。昔、若い頃に北アメリカで脳外科医の駆け出しとして病院で目の回るような忙しい日々を私は送っていた。見学者ではなく病院の機能の歯車の中に組み込まれた生活であったから、とにかく英語を喋《しゃべ》りまくっていた。日本の病院の中での生活を想像すれば、そこで働く外科医はとにかく喋らないと仕事にならないことは分かるはずだ。

私は子供の頃から言語能力にだけは長《た》けていたらしい。赤ン坊の時、歩き始めるよりも話し始める方が先であったと母などは言う。中学生のときは読売新聞主催の高松宮杯英語弁論大会の奈良県代表として昭和31年の全国大会に出場したりした。そして北米留学で英語生活が始まると、寝言も英語で言っていたらしい。顔を見ないで隣の部屋で聞いているとニューヨーク訛《なま》りのアメリカ人と思っていた、ヘエー、あなた、日本人なんですねエ、と隣人に言われたりした。帰国してから30年ほどたった今、なにかで英語圏に旅行に出かけると、到着した日とその翌日ぐらいは、どうも「英語脳」にエンジンがかからないが、2〜3日すると隣の人同士のヒソヒソ話まで、ナニを言っているのか、ハッキリと分かりだす。

だから久しぶりに文章を書こうとして漢字が直ぐに書けないからといって、ボケたの、駄目だのと、がっかりする理由は何もない。書けない字があれば辞書を引けばよいだけだ。ちなみに英語ができない人は、字引を引かない傾向がある。英語ができる人ほど字引をよくひく。だからますます差がついてしまう。

頑張ろう。どんどん辞書を引きながら、いろいろな表現、いろいろな漢字を使って、言いたいことを書くのだ。

辞書の字は小さいことが多くて、そのままでは、つい面倒になる。だから辞書と共に拡大鏡をそばに置いておく。むかし子供の頃、昆虫の足か何かをじっと観察した頃のあの世界、大きな、大きな、拡大鏡を覗《のぞ》きながら豊かな字の世界を探検してみる。

最初は少しずつ、昔の知り合いや、懐《なつ》かしいクラスメート、最近疎遠《そえん》になっている親戚《しんせき》などに、葉書を出してみる。そんな難しい文章を書くのではない。立派な文章、かっこよい文章を書こうとするから、書けない。上手な字で書こうとするから書けない。下手な字でもよい。

「どうしてる？　元気？　歳とったけど、私もなんとかやってます、いちど会わない？　子供が結婚してねえ、来年は孫が生まれるようだから、おじいちゃん、なんていわれる歳なんだねえ、そっちの様子はどお？　できたら葉書でも下さい、待ってます、それじゃあね」

こんな具合でよいのだ。

その5　毎日、食事の後片付けを手伝う

定年後の男子は厨房《ちゅうぼう》に立つべし

先に述べた作業習得の記憶、動作関連記憶に関する脳の機能を活性化するためにも、「毎日、食事の後片付けを手伝う」ことは、自分のためになると考えるべきだ。「男子、厨房《ちゅうぼう》に入るべからず」なんて威張っていると、あるいは、威張るつもりはなくても、モノグサでいると、脳は、あっという間にペケになる。男性の場合は、定年退職をすると何もすることがないのと対照的に、女性は、食事を作ったり洗いものをしたりと台所仕事を一生死ぬまで続けるから、脳は駄目になりにくい。

男も、この女性の城にお邪魔して、台所仕事の手伝いを始める。たとえ簡単なものでも、自分で食べ物をこしらえるのは楽しいから、お料理を作るのが一番いい。しかし、いきなりそんな高望みはしないで、まずとりあえずは、台所の掃除とか片付け、お皿洗いから参加する。少しでも料理の才能がある男性は、定年退職を機会に、どこまでいけるかは分からないが、和食の達人、洋食の個性的シェフを目指そう。料理の

才能がある男性がいて、その隠れた才能が埋もれたままになっている場合だってある。考えてみれば一流の寿司《すし》職人、和食、洋食のプロの料理人は、なぜか全員、男性である。

料理を作って出すというプロセスでは、猛烈にアタマがはたらいている。技術だけではなく、味付け、盛り付け、食材の選び方、料理が出来上がっていく過程でのさまざまな判断をしないといけない。細やかな感性を駆使し幾重にもアタマを使わなければゴールに辿《たど》り着かない。料理の上手な人に、アタマの悪い人を見たことがない。腕のいい料理人を何人も知っているが、脳の専門家である私の「鑑定」では、かれらは料理の腕前だけではなく、トップクラスの脳の持ち主だ。それと逆のことも、残念ながら事実のようだ。つまり、料理の下手な人は、はっきり言って、アタマが悪いことが多い。

ボケないためには、女性の城である台所に入って、皿洗いから始めよう。どうやったら、うまいものが作れるか、いろいろな工夫や生活の知恵がそこにあって、キッチンは脳のトレーニングの大切な場所だ。

エプロンでも用意して、さっそく明日から始めてみよう。たまねぎを切るところから始めてもよい。でも、あまり張り切りすぎて、包丁で手を切らないように。

その6　自分の身の回りのことは誰にもさせず毎日自分でやる

何でもかんでも部下や取り巻きにやらせて、自分自身では何も手を下さない社長さんの会社は、いずれ、まちがいなく、倒産する。社長自らが先頭に立って走り回っている会社は、どんどん大きくなって、社員の給料もどんどん上がって、やがては世界企業になる。ソニーやホンダがそうだった。会社の社長さんに相当するのが人間のからだでは脳だ。会社だけではなくヒト任せにしていると、脳が駄目になる。脳の力を落とさないためには、つねにいろいろなことに脳を使わなくてはいけない。できるなら他人の分まで自分の脳を使って、脳に休むスキを与えないことだ。つまり脳を鍛えるいろいろな場が必要なのである。

泳ぎが上手になるためには泳げる場所が必要だし、ゴルフ、テニスの腕を上げたければ練習の場がいる。ゴルフも同じコースでは駄目だ。いろいろなコースで変化に富んだ地形、風の日、雨の日にいろいろな打ち方をからだに覚えさせないと、ゴルフはうまくならない。しかし、なかなかいろいろな場所に出かけて練習することはできない。だからせめて自分のコースだけでも、しっかりとタマを打てるように腕を磨く。脳も同じである。他人のことまでは、さて置くとしても、せめて、自分の身の回りのことは誰にもさせず毎日自分でやる。自分の身の回りのことを、人にやってもらうというのは、ゴルフでいえば、自分が持っている唯一《ゆいいつ》の練習の場を、他人に明け渡すようなものである。これではゴルフの腕はどんどん落ちていく。脳の力も落ちていく。ボケが進むのだ。社長（脳）が社長の仕事を他人に任せれば、会社は乗っ取られるか、倒産するか、いずれかであろう。脳が倒産しないように、せめて自分のことは自分でしっかりやろう。ボケ防止の、とても大切なポイントの一つだ。

その7　毎日、若い人の仲間入りをするように努める

若い人にはパワーがある。あるのはパワーだけで、あとは何もないなんて若い人を悪く言うのは、年寄りになった証拠だ。人間を特別なものだと思ってはいけない。人間も大自然の野生動物と同じ、動物の一種に過ぎない。

野生ではなにが大切か？　それはパワーだ。パワーがなければ、エサは取れない。

パワーがなければ異性をゲットできない。パワーがなければ縄張りは守れない。パワーがなければ外敵とは戦えない。負ければ敵に倒され、そのエサにされて食べられてしまうのである。動物の世界でまず求められるのが、パワーだ。

パワー溢《あふ》れる若い人の仲間入りをして、かつて自分に満ち溢れていたパワーを思い出し、そして若い世代が現在持っているパワーを感じ取ることだ。年寄りだけで寄り集まって愚痴ばかり言っていたのでは、だんだんジリ貧になる。

ボケないで長生きするためには、若い人の仲間入りをしないといけない。若い人から敬遠されないで仲間入りを果たすには、年寄りは年寄りなりの知恵や工夫が必要だ。若い人は、パワーはあるけれども人生の方向性が定まっていないことがある。エンジンの馬力はあるが、ハンドル操作が不安定というクルマだ。どういう風に生きていったらよいか分からないから、相談したいけれども、同じ世代や自分の親にだけは絶対、弱音を吐きたくない。そんな時、世代もウンとちがい人生体験もいろいろある、あなたが、むかし若い頃、似たような迷いがあったけれど、こんなふうに切り抜けたよ、などと話して聞かせると、頼りになる人生の大先輩と若者から思われて、若い人のほうから、どう、来ない？　一緒にメシでもおごってよ、なんてことだってある。

その8　毎日、水をしっかり飲む

水は、世界最古の薬、である。高齢になってくると、ほぼ全員が慢性脱水状態である。ところが自分が脱水状態であることに気が付いていない。若い頃は、脱水になると水が飲みたくなる。脳の中にある脱水を感知するスイッチがオンになって「水が飲みたい」という欲求が起きる。ところが高齢では脳が老化しているから脳の中にある脱水感知センサーも老化して作動しない。スイッチがボケているのだ。だから実際は、からだから水がなくなってカラカラ状態なのに本人は平気な顔をしている。ここが怖いところだ。病院の救急外来に来る高齢者はいろんな病気を持って来院するが、病気の種類に関係なくほぼ全員が、程度の差こそあれ、脱水である。だからまず点滴で水の補給を開始すると容態が少し持ち直す。救急医療のベテランなら誰でも知っている高齢者初期治療の原則だ。

脱水状態が特に脳梗塞《のうこうそく》の引き金になる。水を飲むと脱水が解消されるだけではなく、いろいろ、からだによいことがある。慢性便秘の人は概して普段から水を飲まない。いくら便秘薬をのんでも、たっぷりと水を飲まなければ便秘は解消しない。便秘がひどいと大腸ガンになりやすい。熱い食べ物や飲み物あるいはアルコール度の強い酒を呑《の》んだあとは、食道の粘膜は傷《いた》んでいる。こういう状態が続くと、やがて食道ガンになる危険も出てくる。食事のあと、酒を呑んだあとの1杯の水は、食道の内面を洗い流すという効果がある。水を飲みすぎてマズイことはない。余分な水は尿や汗で排泄《はいせつ》されるからだ。よほどの心不全、重症の呼吸不全や腎臓障害の場合は水を制限しなければならないが、そういう例外的な場合を除けば、水をどんどん飲む。どれくらいの量を飲むかというと、真冬でも朝起きぬけにコップ1杯の水を飲み、寝る前にコップ1杯の水を飲み、そしてその中間、つまり朝起きてから夜寝るまでに500ccほどの水を飲む。真夏の暑いときはその倍くらいの量の水が必要だ。

からだの脱水状態を知る実際的な方法を教えよう。一つは、自分で自分の手をなでてみて、カサカサ状態であれば脱水と思ってよい。皮膚がしっとりとしているようであれば水は足りている。真夏の場合の脱水判定法は、どんなに暑くても小便が出ていれば、ひどい脱水ではないと考えてよい。

水が足りないといろいろな病気が起きて長生きはできない。脱水が引き金になって脳梗塞になれば、回復しても、そのあとに血管性痴呆《ちほう》というボケが待っている。わが国では多いボケである。毎日、水をしっかり飲むことはボケないで長生きするためには、どうしても必要だ。

本書の「4 長生きと食べ物」の中で「水の話」を書いた。ぜひ、目を通していただきたい。

その9 毎日、少量のアルコールを呑む

酒は百薬の長という。ただし量が過ぎれば、いろいろな健康被害がおきる。しかし、酒の量を間違えなければ、酒には長寿の秘密がいろいろある。酒を呑む人と呑まない人とでは、ガンによる死亡率に差が出ることは厚生労働省の最近の調査でも明らかになった。少量のアルコールを呑み続けることは長生きに良い。わが国の最高齢記録を作ってきた長寿者の中に、長年、少量のアルコールを呑み続けていた例が、少なからずみられる。

本書の「4 長生きと食べ物」の中で長生きに役立つさまざまな酒について、その最新情報も含めて紹介した。なるほどと思う読者も、いるはずだ。

今晩は、どんな酒にするか、まだ決めていないなら、その前に読んで欲しい。

その10　天気がよければ毎日散歩する、そして歌を口ずさむ

長生きするためには、やはり、からだを動かしていなければいけない。私はこの本の中で水泳が長生きに適したスポーツであることを述べた。泳げない人は、プールに行って水の中をゆっくり歩いてみる。プールに行けばすぐ分かることだが、けっこう、大勢の人が水中歩行をやっている。都会には公営の室内プールがあって一年中泳いだり水中歩行を楽しんだりできるが、田舎に行くと室内プールが一年中利用できるとは限らない。そういう場合でも、めげることはない。室内プールはなくても田舎には大都会にはない自然の営みがある。海が見えたり山に囲まれていたり川沿いの自然の美しさがあったりして、そこを天気のよい日には毎日歩く。大都会のようなクルマの排気ガスや騒音、コワサもないから、散歩を楽しめる。

散歩のコツは荷物を持たないことだ。荷物があるときはウエスト・ポーチにしまうか、小さなリュックに背負って手ぶらで歩く。年寄りの歩行の特徴は、両腕の振りが少ないことと、下を向いて歩きがちなことである。だから大きく両腕を振って歩こう。

少々大げさに見えるぐらいに、腕を大きく振って欲しい。それから下を向いて歩くのではなく、視線をまっすぐ前に水平に保ち遠くを見る感じで歩く。アゴはそんなにひく必要はない。必ず帽子をかぶること。突然の雨にも対応できるし、紫外線よけにもなる。紫外線が活性酸素を発生させ老化とガンの引き金になることは、後に述べる。朝早くや夕方は、あたりが暗くてよく見えないから避けたほうがよい。薄暗くなってくるとクルマから歩行者は見えづらいから、蛍光塗料のついたジャケットを羽織って歩くと安全だ。山間部を歩いていてクマに襲われたという話が最近報道されるようになった。クマ対策に有効な方法は、鈴を身に着けて歩くことだ。クマは鈴の音を非常に嫌うから、クマよけには有効である。歩行障害がひどく両腕を振って歩くことができないのであれば、杖《つえ》を使って歩く。杖が使えない場合には押し車を押して歩く。散歩するルートを決めておいて、全行程どれくらい時間がかかるかを測って、毎日ノートに所要時間を記録する。最初はゆっくりと、次第に慣れてきたら少し速く歩いて所要時間を短縮してみよう。歩くことは、立派なスポーツであることが実感できる。

散歩以外の運動もやってみよう。ゴルフができる人はゴルフだ。ゲートボール、太《たい》極拳《きょくけん》、ラジオ体操、なんでもよい。気軽にからだを動かすのだ。歩くことは、うつ状態の改善、不安や孤独を解消するのにも効果がある。そして散歩の途中で出会った人には、「コンニチハ」と声を出して挨拶《あいさつ》をしよう。散歩が縁で新しい仲間ができたら、いろいろな会話を仲間で楽しもう。話をすることは脳の活性化には、とても大切だ。歩くことによって新しい人と人との出会いがある。歩くことはからだによいだけではなく、心にもゆとりと安らぎを与える。

散歩の途中で歌を口ずさんでみよう。そんな恥ずかしいことはできないと思うかもしれないが、どうせ誰も聴いていないのだ。大声で一人で歌を歌っていると、あの人、ちょっとアタマ、イカレテるんじゃない？ と思われるから、大声で歌うのはやめて、小さな声で、というか、要するに、鼻歌を歌いながら散歩するのだ。上手に歌おうとするから歌えない。歌は自分が楽しければいいのだ。他人に歌を聴いてもらってお金を得るプロのシンガーはそれこそ大変で、プロのプライドもかかっているから、楽しく歌うなんてノンキなことを言っていられない。アマチュアのわれわれは、その点、気楽なものだ。

歌を歌うことは、脳の活性化のために、とても効果がある。脳卒中のために言語障害が起きた患者の言葉のリハビリには、歌を歌うのが効果的だ、是非、実行しましょう、と私が言い出してからもう25年になる。最初は単語も出なかった人が、歌でかなり喋《しゃべ》れるようになる。だから、カラオケに通いなさい、一番いい言語訓練ですから、と、私は脳卒中の患者にいつも言っている。

言語のリハビリは患者にとって苦しい。なかなか成果が上がらないからだ。単調な言語リハビリのワークブックなんて、面白くもないし退屈で飽きてくる。楽しくないことは、人間誰しも、続かない。だから楽しく歌を歌って言語機能を取り戻す。もちろん最初はうまくいかない。しかし自分が病気になる前に歌っていた歌、子供の頃からよく知っている歌を「音楽付き」で楽しめるのがカラオケだ。楽しい音楽が、しかも自分がよく知っている音楽が鳴り出すと、それを聴いている脳に変化が起きる。聴覚刺激、大脳辺縁系に対する快楽刺激が、情動を巻き込んで、言葉の中枢《ちゅうすう》に働きかける。そして、次第次第に、歌の歌詞が出始める。音楽がチンとも鳴らない無味乾燥な言語リハビリの教材なんてメじゃない効果が、音楽を用いた言語訓練には、ある。

散歩をしながら歌を口ずさむことは、だから、言語機能とか、記憶のメカニズムとか、人間の情動とかに働きかけ、脳を全体として活性化させる。ボケ防止に音楽は有効だ。歌に限らず、もし、あなたがなにか楽器演奏ができるのであれば、ぜひそれを続けることを勧める。琴、三味線、太鼓、ピアノ、ギター、バイオリン……なんでもよい。それらを演奏することは、まちがいなく、あなたにとってボケ防止の最良の処《しょ》方箋《ほうせん》、クスリだ。

音楽だけではない。絵を描くのが好きな人がいたら、是非、それを続けるとよい。絵を描くこともボケ防止に有効だ。音楽や絵画という芸術が、脳の老化防止に大いに役立つ。画家や音楽家といった芸術家の中には、大酒や不摂生な生活のために短命に終わる人もいるが、だいたいは、長命の人が多い。特に大芸術家といわれる人々は、みんな長生きである。あの天才ピカソは92歳まで生き（Pablo Picasso １８８１〜１９７３）、チェロの巨匠カザルスは97歳まで生き（Pablo Casals １８７６〜１９７３）、私が長年弾いているクラシックギターの世界では神様以上の存在であったセゴビアは、94歳まで生きた（Andrés Segovia １８９３〜１９８７）。わが国でも横山大観は90歳（１８６８〜１９５８）、川合玉堂は84歳（１８７３〜１９５７）と、芸術の巨匠は、みな長寿である。平均寿命が短かった時代に、これだけの長生きをしたのであるから、現在で言えば当然１００歳を超えて生きたことに相当する。ちなみに、ピカソは、普通はパブロ・ピカソと呼んでいるが、ピカソのフルネームは、実は、ビックリするくらいに長い。そのフルネームは、Pablo Diego José Francisco de Paula Juan Nepomuceno Crispín Crispiniano de la Santísima Trinidad Ruiz Blasco Picasso y López である。ピカソはその長ーいフルネームに負けないくらいの長生きをした。

散歩の時には鼻歌を歌おう、絵も描いてみよう。散歩のついでに美術館に寄って絵心を刺激するのもよい。本屋に山積みにされているボケ防止のワークブックに比べれば、こちらの方がはるかに楽しい。楽しいことでないと、誰だって続かない。続かないと意味がない。芸術はまちがいなくボケ防止に有効であるし長生きにつながる。

その11　前頭前野をはたらかせて長生きを手に入れる

ブロードマンの脳地図

新聞の見出しを片っぱしから大声で読み上げたり、掃除をしたり、毎日の出来事をノートに書き記したり、葉書を出したり、台所仕事をしたり、散歩の途中で町の様子を見たり自然の景色を楽しんだり、会話を楽しんだり、歌を歌ったり、絵を描いたり、などなど、これまで述べてきた「ボケないで長生きするための作業工程」は、脳のいろいろな機能を活性化するが、中でも特に注目すべき脳の部分は、前頭前野である。

前頭前野は、脳に入ってくる膨大な情報の中から有益情報を選択するアテンシオン（注意、注目）のメカニズムと深く関わっている脳の部分であることを、かなり詳しく述べた。

　ここでは長生きにはとても大切な脳の部分である前頭前野の構造とはたらきについて、できるだけ分かりやすく、まとめておこう。

　大脳の表面を大脳皮質《だいのうひしつ》というが、大脳皮質のそれぞれの場所の住所というか番地を表示した人がいる。ドイツの神経科医ブロードマン（Korbinian Brodmann　1868～1918）だ。1909年、ブロードマンは、大脳皮質の構造は場所によって違っていることを明らかにし、大脳皮質全体を細胞構築学的に52に分類してそれぞれに番号をつけた。だから大脳皮質には数字で表わされる住居表示がある。数字にarea（野《や》）をつけてarea いくつ（第なん野）と言い表すことになっている。たとえば運動性失語症が起きるブローカの中枢は第44野である。前頭前野はブロードマンの脳地図でいうと、どこなのだろうか？

　大脳皮質は前頭葉、側頭葉、頭頂葉、後頭葉の四つからなっている。今ここで問題にする前頭葉は、①運動野《うんどうや》（モーター・コルテックス motor cortex）、②前運動野《ぜんうんどうや》（プレモーター・コルテックス premotor cortex）、③前頭前野（プレフロンタル・コルテックス prefrontal cortex）の三つに分類される。

　①の運動野は、前頭葉の一番うしろに位置している。すなわち前頭葉とそのうしろ

にある頭頂葉とを分け隔てているローランド溝（ロランディック・フィッシャー Rolandic fissure）に接していて、ローランド溝の直《す》ぐ前だ。運動野は、からだのいろいろな部分を動かす時に、その運動命令を出す最初の地点である。運動野は細分化されていて、運動野のどの部分が、からだのどの部分を動かすか、その割り当てが決まっている。これを運動野における体部位局在《たいぶいきょくざい》（somatotopic arrangement）という。人の運動野の体部位局在を、はじめて明らかにしたのはモントリオール神経研究所のワイルダー・ペンフィールド先生で、先生の膨大な業績の中でも特に有名な仕事だ。私は若い頃に、晩年のペンフィールド先生のところで勉強する幸運に恵まれた。ペンフィールド先生はカナダ人ではなくアメリカ人で、アメリカ訛《なま》りの英語を話されたが、エリザベス女王から、科学者としては最高のOM（オーダー・オブ・メリット）の称号を贈られた数少ない一人である。世界の大学者であったが、そんなふうには見えない優しい物腰の先生で、素敵な目をしていた。

運動野がやられると大脳皮質性の運動麻痺《まひ》が出現する。運動野はブロードマンの第4野である。

②の前運動野は、運動野の直ぐ前にあってブロードマンの第6野である。運動野の

働きを調整する機能があり、錐体外路系《すいたいがいろけい》という運動調整システムの系列に所属している。前運動野の障害では、複雑な運動や動作を連続して、あるいは手順どおりに順番に円滑に行うことができなくなる。

③の前頭前野は「前頭葉の外側面にある部分」と「前頭葉の内側・底面にある部分」の二つに分類される。

「前頭葉の外側面にある前頭前野」は、ブロードマン第9、第10、第46野である。

「前頭葉の内側・底面にある前頭前野」は、ブロードマン第11、第12野である。

前頭前野は、脳に入ってくる膨大かつ多種類の情報の中から有益情報だけを選択するためのアテンシオン（注意、注目）の機構をつかさどる中心的な存在であることは既に述べたが、ワーキングメモリーにおいても重要な役割を持っている。

ワーキングメモリーとはなにか？

ワーキングメモリー（working memory）とは、作動記憶あるいは作業記憶と訳されている。

ワーキングメモリーには、視覚に関するワーキングメモリー（視覚作業記憶）、運動に関するワーキングメモリー（運動作業記憶）、言語に関するワーキングメモリー

(言語作業記憶) がある。

ワーキングメモリーは、「現在」必要な作業記憶だけを選択的に取り出し活用できるようなシステムになっている。過去の記憶としてではなく「現在進行形の記憶」であり、しかも「次の瞬間」を視野に入れた作業記憶であるから環境 (作業環境) に対する「能動的探索行為」にも関与する。

どういうことかというと、私が推奨している「新聞の見出しを大きな声で音読する」作業では、目を順次移して読み上げていきながら「直ぐ次の漢字が何であるか」を意識して「前向きに」、「なんという字なのだろうかと意識して探しながら」音読を続けるときに作動する記憶である。音読作業とは、つまりは、能動的探索行為を現在進行形で連続して行うこと、に他ならない。

ワーキングメモリーは脳の中の特定の部位にかたまって存在 (局在) しているのであろうか？　現在までの研究では、答えはノーだ。

ワーキングメモリーは脳の中のいろいろな場所の構造物とネットワークを作ることによって成り立っている。言語に関するワーキングメモリーが実行される場合には、主として、前頭前野の背外側の部分 (dorsolateral prefrontal cortex, DLPFC)、すなわちブロードマン第9、第46野 (ただし、左側の優位半球) が活性化される。しかし、ＤＬＰＦＣだけではなく、頭頂葉の連合野、側頭葉の連合野、眼窩《がんか》上皮質、帯状回の前の部分、大脳基底核、小脳、海馬《かいば》なども同時に活性化されることが指摘されている。

脳の局所の働きを調べる有力な方法として行なわれているのは、ＰＥＴ（ポジトロンＣＴ）による機能画像、ＭＲＩによる機能画像だ。画像解像力の高いＭＲＩにＰＥＴの画像を重ね合わせると、脳のどの部分が活動しているかが分かる。ＰＥＴは脳の局所の血流量を測定し画像化したものである。脳のある部分が働く時にはその部分の血流量が増えている。だから血流量が増加している部分が今活動中の脳の部分ということになる。

言語に関するワーキングメモリーについていうと、言葉を作る作業では、ブローカの運動言語中枢（ブロードマン第44野）とともに小脳の外側部も活動していることがＰＥＴ・ＭＲＩによる機能画像で示されている。

前頭前野に障害が起きれば、アテンシオンのプログラムができなくなって脳に入力する情報の中から有益情報を選択することができなくなる。さらに、ワーキングメモリーに障害が起きて、日常生活におけるいろいろな作業や動作の記憶が現在進行形で取り出せなくなる。前頭前野は意欲や創造の座でもあるから、日常生活上できわめて多くのことができなくなるのだ。

前頭前野の障害によって起こる臨床症状としては、周囲への無関心、抽象的思考の障害（具体的でしかも目の前で起きていることしか考えられない）、多幸症（実体もないのに、やたらとハッピーだと感じる）、病的諧謔症《かいぎゃくしょう》（くだらない駄洒落《だじゃれ》を連発したり、大げさにおどけたりする）、記憶障害（物忘れがひどい）、知的機能の低下などが、これまでに報告されている。

新聞見出しの音読、掃除、身の回りのことをする作業、ノートに毎日の出来事を書く作業、友人に葉書を出す作業、台所での作業、散歩を楽しむ、会話を楽しむ、鼻歌を歌う、絵を描く、など、この本で私が毎日やることを勧めている「ボケないための作業課題」は全《すべ》て、前頭前野が関わる作業であり、前頭前野という脳内の中心的物流センターを活性化することによって、そのセンターとつながっている広範な神経系の隅々までが、よみがえるのである。

長生きをしなければ、この世に生まれてきた値打ちがない。長生きをしたけれど、おしまいのほうはボケボケ状態であったのでは、長生きをした値打ちがない。脳を活性化しなければボケるし、ボケていたのでは、結局は、価値ある長生きもできない。

さあ、「ボケないための作業課題」を少しずつ始めてみよう。３ヶ月したら、ウーン、たしかに前とは違ってきたナ、ちょっとアタマがまわり出したナ、と、あなた自身が感じるはずだ。

2　長生きをするには、ヘンな手術を受けてはいけない

何歳まで外科手術が受けられるのか？

ご飯の無理強いはからだに悪いけれど、手術の無理強いは、高齢になってくると、命にかかわりかねない。何歳まで外科手術が受けられるのか、というのは、よく尋ねられる質問である。私が、かねてから学術雑誌にも書いている意見はこうだ。

高齢者とは何歳以上をいうのか？　65歳以上というのが、厚生労働省が定めた高齢者の定義だが、ここで素朴な疑問がおきる。現在の65歳は、はっきりいって年齢より若い。とても「高齢」とは言えない人が、いっぱいいる。ゴルフでもガンガン飛ばすし、ビジネスでも先頭に立って、バリバリやっている。それ海外旅行だ、やれ国内の温泉めぐりだ、と活動的な人が多い。65歳で引退する政治家は誰もいない。

昔の高齢者は、クルマの運転なんて、とても考えられなかったが、今の65歳は、自分で運転し、「だいじょうぶ？」と心配するようなスピードでぶっ飛ばす人もいる。

65歳を高齢者の入り口と考えるのは、もはや実態にそぐわない。65歳という線引きがなされたのは、実は、ずいぶん昔の話で、わが国の平均寿命が70歳を超えられなかった時代である。それから数十年がたち、現在のわが国の平均寿命は女性が86歳、男性が79歳、男女を平均すると平均寿命は、なんと82歳なのだ。

今の実態に即した高齢者の定義を見直す必要があるが、高齢者を何歳以上とするかについては、いろいろ政治的な問題も絡《から》んでくる。単純に医療だけでは決められない面も多い。しかし、すでに高齢者の定義を70歳と考えている行政判断の一つが、老人医療保険だ。現行の老人医療保険の適用は70歳以上である。70歳以上を高齢者と判断している一つの例だ。私は長年、外科系の医療に携わり、さまざまな内容を持つ「老人」の外科手術の現場を歩いてきた経験から、次のような提言を行っている。

その内容はこうだ。

現在「高齢者」という括《くく》りで捉《とら》えられている患者層を、10年ごとに、三つのグループに分けて外科手術の是非を考える。65歳以上75歳未満を第1期高齢者、75歳以上85歳未満を第2期高齢者、85歳以上を第3期高齢者としよう。

第1期高齢者は、それよりも若い年齢層と同じに考えて大規模な手術を行っても差し支えはない。もちろんこの年代になると個人差は大きいから、患者一人ひとりの老化度を総合的に判断する必要はあるが、それは、もっと若い年齢層に手術を行う時も基本的には同じで、医療はあくまでも患者一人ひとりについて一回一回判断するという原則に変わりはないのだが、平均していうと、この第1期高齢者は、かなりの大手術にも耐えられる。

第2期高齢者は、大きな手術は無理だ。長時間の全身麻酔や大規模な外科手術侵襲に耐えられないからである。しかし中規模な手術は、必要があれば行うべきで、それに耐えられるだけの身体状況は残っている。いろいろな内視鏡手術なども中規模の手術と考えれば、この年齢層で実施できる。

第3期高齢者は、原則として、いかなる外科手術も行うべきではない。しかし、局所麻酔で短時間で終了するような小規模の手術、たとえば白内障の手術や慢性硬膜下《こうまくか》血腫《けっしゅ》に対する穿頭《せんとう》・血腫除去などは、実施可能である。

実は、最近、こんな話があった。

ある日、突然、中学校の1年後輩の柏倉さんから手紙がきた。話の要件はこうだ。93歳のお父さんに3年前、偶然に脳腫瘍《のうしゅよう》が発見された。元気だったのでそのままにしておいたら、現在、脳腫瘍の大きさが少し大きくなっている。ある脳外科医に相談したら、手術をしたらどうかと言われたという。

お父さんはこれまでに大病を何回もくぐりぬけてきた。胃ガンの手術を受け生還したが、その時の麻酔の事故で左足が不自由になった。7年前には大腸ガンの手術を受け、これもなんとか生き抜いた。3年前には大腿骨《だいたいこつ》骨折の手術を受けた。ほんとによくぞ生き抜いたなという93歳である。そして93歳になった今、脳腫瘍の手術はどうですか、と勧められたのだ。どのように考えたらいいでしょうかと相談してきた柏倉さんに、私はこんな返事をした。

キーボードを打つ私の手は怒りで震えていた。

柏倉宣雄様

お便り有難うございました。お話申し上げましたとおり、93歳に脳の大規模な手術をしてみようかという医者の人間性が問題なのです。飛行機にたとえれば、いつまでも永久に飛び続けられる飛行機があるはずもなく、いずれ必ず地上に降りなくてはいけません。生命は無限ではなく残念ながら有限の世界なのです。地上に降りるときに、墜落して激突したり、飛行場の滑走路以外のところに不時着するような愚かな着陸ではなくて、ゆっくりと滑走路に向かって軟着陸をめざす、つまり、目指すは堂々たる大往生なのです。長かった人生のエンディングを飾る見事な着陸でなくてはいけません。93年間も部品交換もなしに飛び続けてきた飛行機は当然、満身創痍《そうい》です。これまでにも大腸ガン、胃ガン、大腿骨骨折などという手痛い故障をなんとか生き抜き、そして今、大脳の左前頭葉に良性とはいえ脳腫瘍というトラブルが発生しているのです。この満身創痍の飛行機をなんとか無事に滑走路にゆっくりと滑り込ませること自体が容易ではないのです。軟着陸という大往生、そのために、医学の英知と経験とを生かすのが本当の医療というものです。お父様の脳腫瘍の手術は、手の速い熟練の脳外科医でも最低5〜6時間はかかります。長時間の全身麻酔にすら耐えられない状況にある93歳という超高齢者に脳の大規模な手術が実施できると考える医者がアホなのです。よくぞ私に相談してくださいました。すんでのところでお父さんはとんでもない激突・墜落をするところでした。「医者選びも寿命のうち」という名言は、私が敬愛する食道外科の世界的な権威であった中山先生の言葉です。お話の様子からお父様は少なくともあと数年は比較的お元気でお暮らしになれると私は思いました。安心されるようにお父様にお伝え下さい。

天野恵市

とにかく歳《とし》をとったらヘンな手術を受けてはいけない。長生きするためには大切なことだ。手術を勧める医者がいたら、そのまま鵜《う》呑みにしてはいけない。別の医者に意見を聞いてみよう。いま、はやりのセカンド・オピニオンというあれだ。いろいろな医者の意見を聞いてみる。その中で、なるほど、とあなたが納得したものが、正しい結論だ。

自分が少しボケてきたので、どれが正しい意見か分からない、判断に自信が持てないのだったら信頼できるあなたの家族に判断してもらおう。私がこの本で勧めている「ボケてきたらまわりの脳を活用する」という「長生きのための知恵」のひとつを使う。医者選びも寿命のうち、なのだ。

3　長生きをするには、ヘンな薬をのんではいけない

エイズの治療薬が教える飲み薬の大原則

エイズの治療薬は、とにかく無茶苦茶に高い。私の後輩の一人はエイズ指定病院にもなっている大病院の院長をしているが、エイズ患者の中には治療の途中で病院に来なくなる人がいる、理由は治療薬が高すぎて払えないからだと沈痛な顔をした。どれくらい高いのか？

その値段はこうなっている。

医者なら誰でもが使っている「今日の治療薬」２００４年版によれば、１日に必要な治療薬の薬価は、アジドチミジン１６８９円～２０２７円、ジダノシン４０１７円、ザルシタビン４３００円、ラミブジン２０３１円、サニルブジン２０９８円、硫酸アバカビル２１３８円、ネビラピン２１０３円、サキナビル１５９３円などなど、となっている。一種類の薬ではだめだから、これらの薬を何種類か同時併用して治療する。

それで1日の薬価は一万円に近い額になる。これを毎日毎日ずっと続けるのだから、たまらない。治療薬が高すぎて来院できなくなる患者がでてくるのは当然である。現在、標準的な治療である多剤併用療法では全額自己負担として毎月15~20万円程度かかる。わが国では健康保険が使えるようになって3割の自己負担でよいが、保険を使うと自分がエイズだということが公的にあきらかになるので保険を使わない患者も少くない。日本だけではなくこれらの薬の国際価格も当然、高い。

そこでブラジル政府は思いきった手を打った。なんと、ブラジル政府がみずからこれらのエイズ治療薬のマネ薬を作って国民に配ったのだ。ブラジルにはエイズ患者が多く、貧しい国民はとてもこんな高い薬は買えない、人道的見地から、薬の国際特許を無視して、ブラジル国内で安くマネ薬を作る、というものであった。特許料を払わないのだから薬の値段はドカンと安くなる。これに対してエイズ治療薬を開発し特許権を持つアメリカとスイスの大手製薬会社が猛烈に抗議した。薬を作るには莫大《ばくだい》な開発研究費がかかっている、だから特許料を払わないマネ薬は国際法上違法である、直ちにマネ薬の製造中止を要求する、とブラジル政府にねじ込んだ。しかし、ブラジル政府は、自国民に対する人道上の理由であるとして安価なマネ薬の製造を頑として続けている。

なぜこの話を私が持ち出したのか？　本当に効く薬は、たとえ盗んででも、特許を侵害してでも、世界中に広まっていく、ということを読者に伝えたいのだ。エイズの治療薬が教える飲み薬の大原則とは、わが国だけではなく世界の国々で共通に使用されている薬こそ、信頼のできる安全で有効な薬であることの証《あかし》だということである。

欧米主要都市で使われない薬は考え直したほうがよい

健康と命を守る医薬品には国境を越えたグローバルな原則、つまり是々非々の論理しか通用しない。先進諸外国では見向きもされない薬がわが国ではびこってはいないだろうか。その一つの例が漢方薬だ。カゼに効くといわれている漢方薬がある。カゼの患者はロンドン、パリにもいる。ロンドン、パリでは漢方薬でカゼを治療しているであろうか？　肝臓に効くといわれている漢方薬がある。肝臓病で苦しんでいる患者はベルリン、ニューヨークにもおおぜい居るはずだ。しかしベルリン、ニューヨークで肝臓病の治療に漢方薬は使われているのであろうか？　何年、何十年たっても世界の先進国では見向きもされないのは、なぜかというと、ひとえに、「効かない」からである。エイズの治療薬とは大きな違いである。「効く」となったら、あっという間に世界中に広まっていく。「効く」けれども高くて手が出ない薬の場合は、国家が率先して特許を侵害してでも、その薬を作る。

これこそが「のむべき薬」と「のむべきではない薬」とを明確に教えてくれる長生きのレッスン・ワンである。何十年たっても外国から誰も盗みにも来ないような薬をのんでいたのでは、きちんと病気が治るはずがない。世界に広まらないのは、効かない薬だからなのだ。「のむべきではない薬」に頼っていたのでは、とても長生きはできない。これだけは、はっきりしている。わが国では莫大な量の漢方薬が使われている。漢方薬は安全だと、いったい、誰が言い出したのか、不思議でならない。漢方薬で血圧が上がり脳卒中が起きたり、漢方薬で特殊な肺炎が起きたり、漢方薬で肝臓障害がでたり、さらに、痩《や》せ薬とのふれこみの漢方薬をのんだら、全国で何人もの死者がでて、大々的に報道されたことは周知のとおりである。治療薬をのんだつもりが命を縮めることになったのでは、たまらない。

漢方薬が医療機関で処方されている場合には、漢方薬単独ではなく漢方薬以外の薬、つまり通常の治療薬と併用されているのがほとんどだ。これではいったいどちらが効いたのか分からない。漢方薬がそんなに有効であるならば漢方薬単独で治療してみたら、という意見もでてくるのは当然だ。漢方薬は、有効であるからという理由ではなく医療機関の金儲《もう》けの目的で使用されている側面がある。すべての医薬品は、まず動物実験で薬としての安全性と有効性を確かめてから人間に使うのが大原則であるのに、漢方薬だけは、動物実験で安全性と有効性を確かめることなく人体に使用されている、まことに不思議な薬だ。動物実験はおろか科学的検証をなにもせずに人間の体内に持ち込まれるのだから、考えてみると恐ろしい現実である。こんな薬をわが国の厚生労働省が保険治療薬として認め、国民の税金から莫大な金が医療費として使われているのは、なぜなのか？　素朴な疑問である。

ヘンな手術を受けないことと同時に、ヘンな薬をのまないことも、長生きするためには必要な自衛策である。薬だけではない。わが国のほとんど全《すべ》ての分野で国際化が浸透した結果、グローバルにものの価値を定め、グローバルにものを考えるのが、当たり前になりつつある。国内も海外も境目がないボーダーレスの時代なのだ。わが国にしか通用しないものに、しがみついていても、世界から置いてきぼりになるだけでなく、だんだん尻《しり》すぼみになっていく。

世間なんかどうでもよい。あなたが長生きすることが大切なのだ。医者から薬を出されても鵜呑みにせず、この薬大丈夫？　という冷静な目をもってセカンド・オピニオンを求めるようにしよう。それぐらい日本の薬治療には危ないところが、残念ながら、まだある。

4　長生きと食べ物

必要な「食べ物の知識」がなければ長生きは無理！

長生きの手助けをしてくれる食べ物がある。それを知っているかいないかで、あなたの寿命に大きな差が生まれる。あなたの脳がボケてしまったのでは長生きはできない。脳卒中が起きてしまえば長生きはできない。ボケや脳卒中を予防してあなたを長生き人生に連れて行ってくれる食べ物がある。飲み物もある。長生きの食べ物情報、がせネタではない本当の情報が、あなたの脳にあるだろうか？　大自然の野生動物の世界をみると、その動物が生息する場所にはエサの縄張りがあって、そこでどういうエサがあるか、その動物が毎日どういうエサを食べているか、がその動物の寿命を決めている。長生きを目指すあなたの脳に食べ物の知識・情報を伝えたい。あなたがすでに知っている「長生き食べ物」のさらにくわしい情報もある。あなたがえっと驚く知識もあるだろう。テレビ番組にはない迫力ある情報であなたは理論武装をする必要がある。命にいいものを食べなければ長生きなんて土台無理なのだ。

イチョウの葉の話

ドイツではボケの治療薬

イチョウの葉のエキスが痴呆《ちほう》によい。わが国ではまだ医薬品としては認められていないが、ドイツでは痴呆の治療薬として認可され、使われている。フランスでも治療薬として承認されている。痴呆は、アルツハイマー型痴呆と脳血管障害性痴呆の二つに大別される。イチョウの葉は、これらの痴呆いずれにも効果があると報告されているが、主として調査研究の対象となってきたのはアルツハイマー型痴呆である。治療に用いる量は、1日120ミリグラムから240ミリグラムである。有効成分はギンコライドという物質でイチョウの葉と根に存在する。ギンコライドはテルペンの一つで、フラボノイドと結びついた形で存在し、フラボノイドの持つ薬理作用とギンコライドの作用が一緒になって臨床効果を現わすと考えられている。その主な作用機序は脳血流の増加にあるとされているが、強力な抗酸化作用による脳細胞の保護、血小板凝集能抑制作用による血栓予防、などの働きもあることが示唆《しさ》されている。イチョウの葉エキスによって痴呆患者の脳機能が長期的にみて改善、ないしは痴呆の進行抑止がみられ、また脳波検査でアルファ波が増加して脳の機能状態が改善していることが示されている。薬としての安全性は高く、アレルギー反応が見られること、および出血性障害がある場合を除いて副作用はない。1992年のイギリスの学術雑誌「ランセット」では、オランダ人学者によってイチョウの葉が痴呆に有効であるとの報告が行われている。イチョウの葉の有効性に関する学術調査はドイツで行われたものが多く、1996年には大規模な研究調査報告が発表されている。1994年にドイツ厚生労働省がアルツハイマー病の治療薬として承認した。アメリカでもニューヨーク大学が中心となって大規模調査が行われ、ヨーロッパでの調査報告と同様の研究成果が得られているようである。

　現在わが国ではイチョウの葉は健康食品として扱われているが、いずれ痴呆の正式な治療薬の一つとして認可される可能性は高い。

カレーの話

アメリカ人にくらべてインド人には痴呆が少ない

カレーライスとライスカレーと、どちらが正しい呼び名なのか、という話まであって、カレーは、われわれ日本人が普段の食生活の中でもっとも親しみを持っている洋食であろう。和食しかなかった日本の食文化に明治になって登場した洋食の中には、その後、洋食とはいえないぐらいに和食化したものもある。たとえば、肉じゃがは日本帝国海軍の水兵のために考えられたものであったが、お手本になったのは西洋のビーフシチュウであったらしい。すき焼きにいたっては肉食解禁の明治初頭では洋食かもしれなかったが、その後は、あっという間に和食の仲間入りをした。ところがカレーはカレーで、誰も和食とは思わない。現在の日本の普段の食生活ではダントツ人気の「洋食」だ。

わりあい最近、このカレーが、とても魅力ある健康長生き食品、ボケ防止の助《すけ》っ人《と》であるらしいことが分かってきた。それを紹介する。

この話の発端は、カレーを常食にするインド人と、カレーを食べる習慣のないアメリカ人とを比較すると、インド人にはボケ、アルツハイマー痴呆が圧倒的に少ない、という調査結果だ。そもそものスタートのところの話はこうだ。インド人にはボケ、アルツハイマー痴呆がもともと少ない。インドにおける平均寿命は残念ながら短い。乳幼児死亡が多いし、コミュニティーの平均的な衛生状態はたしかに劣悪だ。ボケ、アルツハイマー痴呆は、あるていど高齢になってから発症するのが普通である。インドでは高齢まで生き延びることが少なくて、だから、それがボケ、アルツハイマー痴呆が少ない理由ではないかと考えがちである。ところが学術調査をきちんとしてみると、高齢者の数とは関係なく、たしかにインドにはボケ、アルツハイマー痴呆がアメリカより少ない。どうやって調べたかというと、両国の同じ年齢層同士でボケ、アルツハイマー痴呆の人がいる割合を比較したのだ。インド人はアメリカ人に比べアルツハイマー痴呆の発症率が4分の1しかない。なぜこんな差がでるのか。食べているものにボケ防止の秘密があるのではないかということになった。平均的なアメリカ人がまず口にしないもので、インド人がしょっちゅう食べているもの、といえば、それはカレーしかない。カレーの中にボケ防止物質が存在するのではと学術研究が行われた。

カレーのあの黄色い色のもとになっている物質が、ボケを防止している。黄色い粉の有効物質は、ウコン（ターメリック）だ。

カレーの黄色成分であるウコンには、クルクミンという物質があって、これがアルツハイマー痴呆を防ぐ効果があることを金沢大学の山田教授らが明らかにした。アルツハイマー痴呆は、脳の中でアミロイドベータという物質ができ、そのために神経細胞が死滅して脳が線維化するのだが、クルクミンを加えるとこの線維化が抑制される。

アルツハイマー痴呆になりたくない人は、毎日のようにカレーを食べよう。カレーを食べ過ぎたら何か害でもあるのだろうか？　大丈夫、カレーの害なんて聞いたことがない。私は6年ほど前に仕事で数日間ニューデリーに滞在したが、インドの人は毎日毎日、三度三度、朝昼晩、毎食、カレーを食べていることを知って、もうびっくり以上のびっくり体験をした。一生カレーを食べ続けて、よくも飽きないものだと感心した。しかし同じカレーのように見えても、味は毎食、違うのだ。カレーはカレーだけれど、いろいろな種類の味のカレーが用意されている。しかし、いくらなんでも毎食毎日カレーは、日本人の私にはきつかった。カレーには明らかにボケ防止の科学的根拠があることがはっきりした以上、出来るだけ私も今はカレーを食べるようにしている。今晩もカレーにしよう。私だって誰だって、ボケたくはないから。

古代から続くインドの食生活の知恵を、ボケ知らずの長生きに生かそう。

カレーは血液のガンを予防する

しかし、それだけではないのだ。ボケ防止以外にカレーは血液のガンである白血病を防止する。２００４年9月にロンドンで行われた小児白血病学会で、子供の慢性リンパ性白血病（chronic lymphocytic leukemia）の細胞にウコンの主成分であるクルクミンを加えて培養したところ、ガン細胞の増殖が抑制されるという研究結果を、シカゴのロヨラ大学の研究チームが発表した。クルクミンは消化管の中でテトラヒドロクルクミンという強い抗酸化力のある物質に変化するので、この抗酸化作用が、ガン細胞の増殖を抑制すると考えられている。また、単なる抗酸化作用だけではなく細胞の枯死（アポトーシス）とか血管新生の抑制などの仕組みにも関与することによって、ガン細胞増殖抑制を起こすのではないかとも指摘されている。クルクミンには多様な作用がある。

この慢性リンパ性白血病は、子供にも見られるが高齢者に比較的多く、欧米では全白血病の30%を占めているが、わが国では稀《まれ》である。カレーをよく食べる日本と、ほとんど食べない欧米では、物凄《ものすご》い差があるのだ。欧米と比較してアジアでは、子供の白血病も少ないことが知られている。アジアではウコンが伝統的に食生活に取り入れられていて、それが大いに関係していそうだ。

長生きの知恵は欧米ではなく、実は、アジアにあるのだ。アジアの知恵を忘れてはいけない。

納豆の話

脳梗塞《のうこうそく》になりたくない！　心筋梗塞で死にたくない！


今年28歳になる女優の菊川怜さんは東大工学部建築学科を出た才色兼備の新進気鋭で、テレビ、舞台と大活躍であるが、大変な納豆好きで知られる人でもある。毎日納豆を食べない日はなく、1日3回食べてもＯＫ、納豆を食べ始めたのは離乳食の時からだというから、筋金入りの納豆人間だ。それが認められて２００２年に納豆業界団体から初代の納豆クイーンに選ばれた。納豆を食べることによって豆の良質な蛋白《たんぱく》やアミノ酸が彼女の健康なからだと美貌《びぼう》を守っている。

納豆が注目を浴びているのは、納豆が持つ血栓《けっせん》予防効果にある。

「ナットウキナーゼ」は、血栓を溶かす作用のある物質で納豆から見つけられたのでこの名前がついた。長時間にわたり血液中で線溶亢進《こうしん》現象を維持する。納豆を常食にしていると脳梗塞《こうそく》や心筋梗塞を起こしにくい。予防的な効用だけではなく、実際、急性期の脳梗塞に使用し効果があったとの報告もある。

ナットウキナーゼの血栓予防効果は、かなり強力である。心臓の手術を受けた患者は術後の処置としてワーファリンという薬をのまねばならない。心臓の弁置換術や冠状動脈の外科治療を受けた場合には、術後に心臓の内部や冠状動脈内に血栓ができると困るので、それを阻止するワーファリンが必要になる。ワーファリンは、血液を固まりにくくする反面、出血を誘発しやすいということもあるから、ワーファリンの服用量を常に至適量に保ち血液の凝固能を監視する必要がある。こういう患者は納豆を食べてはいけない。納豆を食べるとワーファリンに上乗せして抗凝固現象がおきて出血が起こる危険があるからだ。このことは、ワーファリンをのんでいる患者は医者から注意を受けているので全員知っている。

ようするに納豆はそれほどに強力な抗凝固作用を持っているので、脳梗塞になりたくない人、心筋梗塞になりたくない人は、普段から納豆を食べることを勧める。脳梗塞や心筋梗塞になりたい人なんて、居るはずもないが、これらの病気を起こしやすい背景を持った人がいる。それは糖尿病患者である。

糖尿病では全身の動脈硬化が進むので、その結果、動脈の閉塞《へいそく》が起こりやすいのだ。糖尿病は、「痛い」病気ではないから、自覚症状のない患者は、いくら医者が注意しても馬耳東風である。きちんと療養をしないと脳梗塞になりますよ、心筋梗塞になりますよ、足の動脈が詰まって足を切断することになりますよ、と忠告しても、医者の言うことを他人事だと思っている傾向が無きにしも非《あら》ずだ。こういう場合に、納豆を食べてくださいね、というアドバイスが効く。

ココアの話

日本に多い胃ガンで死なないために

人口10万人あたりのガンによる死亡者数は、総務省統計局の2002年度の発表データによると、第1位が肺ガンで44・8人、第2位が胃ガンで39・1人となっている。胃ガンは、長年わが国におけるガン死のトップであったが2000年から1位の座を肺ガンに譲った。胃ガン死がわずかに減少傾向にあるのに対して、肺ガン死が急激に増加している。胃ガンはガン死の第2位に落ちたとはいえ、わが国におけるガン死を考えるとき、依然として重要な課題であることには変わりない。

さて、わが国になぜ胃ガンが多いのか。それは食べ物と深い関係がある。食塩の摂取量が多いと胃ガンが起きやすいというのが国立がんセンターの統計だ。日本食はからだに良いのだが、しいて欠点を言えば、ややもすると食塩の使用量が多くなることだ。塩分の多い味噌《みそ》・しょうゆ、塩分の多い漬物・佃煮《つくだに》がからだに良くないことは、もうみんなが知っている。味噌・しょうゆは日本が世界に誇る優秀な調味料であるが、使用量が多いと問題が起きてくる。塩分の摂取量が多いと胃ガンになりやすいばかりか、高血圧になることもよく知られている。犬の餌《えさ》に塩を混ぜて飼育すると、まちがいなく高血圧になるという実験結果がある。「梅干、佃煮、塩昆布は血圧三悪」は、私がつねづね高血圧患者に言う決まり文句の一つだ。高血圧の延長線上に心臓病と脳卒中がある。高血圧が続くと心臓におおきな負担をかけるし、高血圧・動脈硬化によって脳の血管が破れる脳出血や脳の血管が詰まる脳梗塞がおきる。脳出血と脳梗塞の両者をひっくるめて脳卒中という。むかし、脳卒中と胃ガンはわが国の国民病のように言われたが、その原因というか犯人は同じなのだ。塩の取りすぎである。アメリカ人が時々使う言い回しに「グレインズ・オブ・ソルト grains of salt」というのがある。グレインというのは日本ではほとんど使われないが重さの単位で、1グレインは

64・8ミリグラムである。アメリカの医師が書く処方箋《しょほうせん》にはしょっちゅう登場する単位で、例えば大人の解熱《げねつ》に対してはアスピリン10グレインなどと処方する。「グレインズ・オブ・ソルト」とは、塩が効きすぎ、塩が多すぎる、ということを表わしていて、少量の塩は必要だが多すぎてはダメだという意味である。口うるさいヤツが説教がましいことを言ったりすると、「うるさい奴《やつ》だな」「おおきなお世話だよ」とシニカルに反撃する時に「それはグレインズ・オブ・ソルトだ」、と言う。忠告も度が過ぎれば嫌われるし、塩も多すぎれば食べられた味ではないどころか、胃ガンと脳卒中を起こす。

胃ガンにだけはなりたくない。それにはどうしたらよいか。まずふだんの食生活から塩を追い出す努力をする。その他に良い方法が一つある。

それはココアだ。

ピロリ菌（ヘリコバクターピロリ菌）というヘンな細菌がいる。胃の中は強い酸性になっていて、普通の細菌が住めるような環境ではないのに、そこに住んでいる細菌がピロリ菌だ。ただおとなしく住んでいるのではなく、このピロリ菌は、胃炎、胃潰《いかい》瘍《よう》、十二指腸潰瘍を起こす犯人である。そして胃ガンの患者で検査をすると、ピロリ菌陽性率が高い。わが国では約6000万人がピロリ菌に感染しているという報告もある。総人口は1億3000万人だから、日本人の二人に一人がピロリ菌に感染していることになる。40歳以上では70%の人がピロリ菌に感染しているという報告もある。日本に胃ガンが多いわけだ。

胃潰瘍の延長線上で胃ガンが起こることもあるけれど、ピロリ菌が直接胃ガンを起こしているのではという疑いもある。

チョコレートをよく食べる欧米人には胃ガンが少ない。ココアはチョコレートの原料である。チョコレートと胃ガンにどんな関係があるのか?

そこで学術調査が行われた。するとココアには明らかにピロリ菌を殺す作用があることが分かった。10%濃度のココアの溶液の中ではピロリ菌の数は1時間で10分の1になり、4時間経《た》つと100分の1になった。強力な殺菌作用である。またピロリ菌を持っている胃潰瘍、十二指腸潰瘍の患者に、ココアを10日間飲んでもらうと、ピロリ菌除去率は約60%にもなった。ココア溶液での実験だけではなく、実際に胃潰瘍や十二指腸潰瘍の患者でココアが効くことが証明されたのだ。

ピロリ菌を殺すココアに含まれる有効成分は、カカオ遊離脂肪酸である。カカオ遊離脂肪酸は、ピロリ菌の細胞膜を破壊して菌を死滅させる。カカオ遊離脂肪酸のなかでは、オレイン酸とリノール酸がピロリ菌に対して殺菌作用がある。しかし、オレイン酸やリノール酸は、他の食品にも含まれている。たとえば、オレイン酸はオリーブ油に多く含まれる不飽和脂肪酸であるし、リノール酸は主に植物油に含まれる不飽和脂肪酸であるが、オリーブ油や植物油でピロリ菌がなくなったという話は聞かない。なぜココアだけなのか。そこのところが未《ま》だ分かっていない。

ココアは、カカオ豆を煎《い》ってアルカリ処理をし、カカオバターを一部取り除いて粉状にしたものである。ココアを飲めばピロリ菌を殺してくれることによって胃炎、胃潰瘍、十二指腸潰瘍、胃ガンにならずに済むだけではなく、ココアにあるポリフェノールの強い抗酸化作用によって体内の活性酸素を消してくれる。ポリフェノールは動脈硬化によい。活性酸素は老化とガンを起こす犯人である。だから、ココアを飲むことは胃の病気だけではなく動脈硬化、老化、ガンの予防になる。

胃ガンの場合は、塩分の取り過ぎが胃ガン発生に関与していることは国立がんセンターの報告からも、事実のようだ。アメリカでも昔は胃ガンが多かった。電気冷蔵庫がなかった時代は肉を塩漬けにして保存し食べていたからである。電気冷蔵庫が普及し始めたら、途端に、アメリカで胃ガンが激減した。塩漬け肉を食べる必要がなくなったからだ。それくらい塩分摂取と胃ガン発生とは関係がある。日本は残念ながら胃ガン大国だ。まだまだ塩分の摂取量が多い。食事から、できるだけ塩分を追い出し、そして日本の食生活にこれまで馴染《なじ》みが薄かったココアを飲もう。スイス人のようにチョコレートを食べよう。そして胃ガンを撃退しなければならない。

ココアにも、長生きの秘密が、あるのだ。

緑茶・紅茶・コーヒーの話

緑茶と紅茶にはポリフェノールが多い。ポリフェノールの含有量は、ほぼ同じだが紅茶の方がわずかに多い。ポリフェノールが動脈硬化に有効であることは赤ワインのところで「フレンチ・パラドックス」として詳しく述べる。アルコールが呑《の》めない人は無理をすることはない。緑茶・紅茶を飲めばよい。ただしお茶の場合は飲む量が多いとカフェインのために眠れなくなったり胃を荒らしたりするから気をつけよう。お茶類にはテオフィリンという物質があって平滑筋を弛緩《しかん》する作用があるから血管が拡張し気管支も拡張する。心臓を養う冠状動脈がよく流れるようになって胸が楽になるし、腎動脈の血流が増えて尿もよく出るようになる。呼吸も楽になる。やはりお茶は「クスリ」なのだ。お茶は平安時代に最澄《さいちょう》が唐から持ち帰って植えたのがわが国への伝来の初めだが、その後、一時栽培が中絶していたのを、鎌倉時代に禅僧栄西《えいさい》が持ち帰ったものが再び栽培されるようになり、茶畑が少しずつ広がっていった。お茶は「クスリ」として使われたが、中国伝来の高価なクスリは最初は庶民とは縁がなく僧《そう》侶《りょ》や武士など社会の支配階級だけが、お茶の薬効と香りを享受《きょうじゅ》した。しかし庶民にもこの貴重なクスリを振舞おうというお寺の施しの行事が今も私の故郷大和に残っている。とてつもなく大きな茶碗《ちゃわん》にお茶をいれ、それを順番に回し飲みする。奈良の西大《さいだい》寺《じ》の年に1度の行事だ。テレビで見た人もいると思う。お茶が本格的に庶民生活に広がったのは江戸時代以降だ。「鬼も十八、番茶も出花」というくらいに、お茶は庶民のごく普通の飲み物になった。

最近、コーヒーが肝臓ガンに効くという統計調査報告がある。厚生労働省の研究班が1990年から11年間、全国の40〜69歳の男女9万人を追跡調査した結果だ。肝臓ガンになった334名（男子250名、女子84名）をコーヒーとの関係で調べると、「ほとんど毎日飲む」人は「ほとんど飲まない」人にくらべ肝臓ガンになった率が2分の1、「毎日5杯以上飲む」人は「ほとんど飲まない」人の4分の1であることが判明した。コーヒーを飲んでいると肝臓ガンになりにくいらしい。コーヒーに含まれるカフェインは肝臓ガン抑止とは関係がない。その証拠に、緑茶には肝臓ガン抑止効果はなかったという。コーヒーには、何らかの肝臓ガン抑止有効物質があると考えられており、今後の研究成果が楽しみだ。コーヒーは肝臓ガン抑止にはよいが、飲みすぎると多量のカフェインのために眠れなくなったり、心臓など循環器系に悪影響が出てくる。節度をもってコーヒーを飲めば、思いがけないプレゼントがある、ぐらいに考えていたほうが無難だ。

魚の話そして油の話、長寿は魚から

魚の油は動脈硬化によい、そして脳にもよい

できるだけ魚を食べよう。健康で長生きするためには魚がよい。その最大の根拠は魚の油である。魚の油にはエイコサペンタエン酸（ＥＰＡ）という不飽和脂肪酸があり、動脈硬化を抑止する力がある。実際、ＥＰＡは高脂血症（血液のコレステロールや中性脂肪が高い状態）の治療薬として厚生労働省が認める薬でもあり医療の現場ではよく処方されている。ＥＰＡは、コレステロールの低下にはあまり効果がないが、中性脂肪を下げる効果がある。ＥＰＡは肝臓において中性脂肪の合成を抑制するから

だ。魚に注目が向けられたのは、北極圏に住むイヌイットの食生活の実態調査からであった。彼らには不思議なくらいに心筋梗塞が少ない。動脈硬化性の病気が少ないのだ。

なぜだろう？　ということになった。

食べ物が関係するのではないか？　として、食べ物調査が行われた。イヌイットの人たちの常食は、魚なのだ。魚のどの成分が心臓病の予防によいのかが検討され、その答えは、魚の油に含まれるＥＰＡであることが判明した。

北極圏のグリーンランドに住むイヌイットの人たちを調べてみると血液中のＥＰＡが高く、後述するＤＨＡも高く、アラキドン酸が低いことが判明し、動脈硬化がイヌイットに少ないことの背景が明らかになった。ＤＨＡは脳の働きを良くすることも知られている。アラキドン酸とは何かというと、これも不飽和脂肪酸で、生体内では自力で合成することができないので食物から摂取しなければならず、リノール酸、リノレン酸とともに必須《ひっす》脂肪酸といわれている。アラキドン酸はリノール酸（おもに植物油に含まれる）から体内で作られる。アラキドン酸も脳の働きと関係が深いことが最近、指摘されている。

不飽和脂肪酸と飽和脂肪酸、いったいどこがどう違うのか?

不飽和脂肪酸があるのだったら、飽和脂肪酸というのはあるのか?　必須脂肪酸ってなんだろう?　とだんだん難しくなるけれども、脂肪の問題は、からだの健康にとって重要であるから、ここで油の勉強をしておこう。

液体の油に「油」という字を使い、固体の油に「脂」という字を使うのが一般的だ。そして脂肪とは、グリセリンを土台にしてそれに3個の脂肪酸がくっついたものである。脂肪が加水分解されたものが脂肪酸である。脂肪酸は炭素原子からなる鎖状の構造をしているが、二重結合がないものを飽和脂肪酸（室温では固体）、二重結合があるものを不飽和脂肪酸（室温では液体）という。

飽和脂肪酸はペケ

室温で固体の脂《あぶら》は、動物の脂である。すき焼き肉を買うと熱で肉と鍋《なべ》とがくっつかないようにと白い固形の脂の塊がついてくる。熱くなった鍋底にその白い塊をポンと入れると、熱で溶けて鍋の底に広がる。あの白い塊こそ動物の脂の代表だ。肉を使った料理の残り物は冷えると固まって脂の塊ができている。ステーキなども冷えてくると脂のところが白っぽくなる。動物の脂は室温で固形になる飽和脂肪酸なのだ。かたまって固形になっている脂は、飽和脂肪酸が多い脂肪と判断してよい。飽和脂肪酸の代表はパルミチン酸とステアリン酸だ。パルミチン酸は、動植物の油脂にグリセリドとして存在する脂肪酸である。パーム油や木ロウに多く存在し界面活性剤として石鹸《せっけん》の材料とか化粧品の材料になったりしている。ステアリン酸はほとんどの油脂に含まれる脂肪酸で、これも化粧品や石鹸の材料になる。常温で固体の脂、牛脂やチョコレートやバターは、飽和脂肪酸の占める割合が多い脂肪である。一方、植物油や魚の油は、常温でも固まらない液体状の油であってこれは不飽和脂肪酸の占める割合が多いのだ。ただし、これはあくまでも「占める割合が多い」ということであって、動物の脂にも不飽和脂肪酸がゼロというわけではない。個々の食品によって異なる。そうは言うものの、からだに悪い飽和脂肪酸は、動物の脂に多く含まれるということは肝に銘じておくべきだ。

動物の脂肪に多い飽和脂肪酸は、生体内で生合成されるが血中コレステロール値を上昇させ動脈硬化を促進することが知られている。脳卒中や心臓病を起こす元凶である。飽和脂肪酸は、ほんとにからだによくない。

不飽和脂肪酸はマル、でも取りすぎるとペケになる

不飽和脂肪酸はその二重結合の位置によって四つに分類される。オメガ3系列（リノレン酸のグループ）、オメガ6系列（リノール酸のグループ）、オメガ7系列（パルミトオレイン酸のグループ）、オメガ9系列（オレイン酸のグループ、オレイン酸はオリーブ油に多い）の4種類がある。

オメガ7系列とオメガ9系列は生体内で合成される。だからオリーブ油をとらなくてもオレイン酸は生体内で作られている。

しかし、オメガ3系列とオメガ6系列の不飽和脂肪酸は生体内では合成できず食事として摂取しなければならない。これを必須脂肪酸という。

オメガ3系列の代表はリノレン酸（ゴマ油、シソ油、ナタネ油、大豆油、アマニ油、月見草油に多く含まれる）であり、ＥＰＡとＤＨＡはこのリノレン酸から作られるのだ。だからリノレン酸の効果はＥＰＡとＤＨＡの効果に他ならない。

オメガ6系列に属する不飽和脂肪酸はリノール酸（植物油に多い）とリノール酸から作られるアラキドン酸である。

もともと必須脂肪酸とは、リノレン酸、リノール酸、およびリノール酸から作られるアラキドン酸の三つを意味し、この三つの不飽和脂肪酸は、以前はビタミンＦとい

う名前で呼ばれたこともある。この三つ以外にリノレン酸から作られるＥＰＡとＤＨＡも必須脂肪酸に加えることもある。

ここで不飽和脂肪酸と健康について、最近、考え方が大きく変わったことをまとめておこう。少し前まではリノール酸とリノレン酸（どちらもいろいろな植物油に含まれる）はからだによいとされていた。特にリノール酸はブームになり、サラダ油の宣伝に盛んに登場した。コレステロールが下がる、虚血性心疾患の予防になるということがその理由であった。しかし、その後リノール酸の摂《と》り過ぎは、いろいろな弊害を起こすことが指摘されるようになった。リノール酸の摂取量が多すぎると、コレステロールは下がらなくなるし、善玉のＨＤＬコレステロールは低下してしまう。リノール酸のとりすぎは血栓症やアレルギー疾患の引き金になること、アトピーを悪化させること、などが指摘されている。

そしてもうひとつ、不飽和脂肪酸の定義でもある二重結合の存在は、油としての弱さにもなっていることだ。不飽和脂肪酸は、その二重結合のために酸素と結合しやすい。つまりすぐ酸化されてしまうのだ。酸化された油は臭い。酸化されにくい飽和脂肪酸が多い肉の脂よりも不飽和脂肪酸の多い魚の油の方が臭くなりやすいのはそのためである。植物油も、ものによって酸化されるスピードは違うけれども、時間がたてばすべて酸化されてしまう。不飽和脂肪酸の宿命なのだ。酸化された油はからだに悪い。だから古くなった植物油は捨てて新しいものを購入した方が安全だし味もよい。

ここでもう一つ注意することがある。それはEPAやDHAなど、からだによい不飽和脂肪酸をカプセル状にして、つまりサプリメントとして販売されている場合に、すでに酸化されてしまっているのではという問題があるのだ。サプリメントも結構だけれど、EPAやDHAをとりたいなら、サプリメントよりも新鮮な魚を食べなさい、というのが私からのアドバイスだ。同じお金を出すならば、うまくもないサプリメントのカプセルよりも、新鮮な魚で一杯やるほうがずっと楽しい。

からだによい油の話の続き：マーガリン

さて油の話のついでにマーガリンの話をしよう。魚の油とは関係がないが、からだに良い油の話の続きとして、マーガリンって、いったいナニ？　本当にマーガリンはからだによいのか？　という話だ。

マーガリンは、もともと植物油が原料だ。液体の油を固形のバターのような形にするにはどうすればよいか。それは不飽和脂肪酸の二重結合を、水素を添加して消し、飽和脂肪酸にすればよい。植物性生クリームも同じようにして作られている。バターよりはマーガリンの方がからだによいことになっているが、やはり量が多いとからだに悪い。うまい油をいっぱい食べて長生きしたいなんて、土台無理な話である。

マーガリンには面白い歴史がある。現在わが国でマーガリンを製造している企業などの話を総合すれば、マーガリンは１８６９年にフランスで誕生した。当時フランスは、ドイツ（正確にはプロイセン）との普仏戦争（１８７０〜１８７１年）を目前にしている時で、生活必需品であるバターが不足していた。ヨーロッパ料理はいろいろな油を使う料理でもあるが、もっともバターを使うのは昔も今もフランス人だ。イタリア人はバターをほとんど使わずオリーブオイルだし、ドイツ人が使う油の代表はラードである。当時のフランス国王ナポレオン3世（有名なナポレオン皇帝の甥《おい》）はバターに代わるものを、懸賞をだして募集し、それに応じてフランス人科学者メージュ・ムーリエが作ったのがマーガリンだ。どういう内容のものであったか詳細は残っていないが、牛の脂からとった軟質油75％、牛乳20％、オリーブ油５％に牛の乳房からの抽出液少量を加えたもので、味の評判は「まずまず」であったという。マーガリンの名前の由来はギリシャ語の真珠（margarītēs）で、作る過程でできる油の粒子が真珠に似ているからであった。牛の乳房からの抽出液を加えたのは、バターの風味の秘密は、牛の乳房にあると想像し、牛の乳腺《にゅうせん》組織をすりつぶして用いたとされる。

マーガリン誕生には笑えない苦労もあったのだ。

マーガリン誕生に大きく貢献したともいえるフランスのナポレオン3世には、その後、悲運が待ちうけていた。普仏戦争ではドイツ側が圧倒的に優勢で、ナポレオン3世はセダンの戦いで包囲され、なんと自分自身も捕虜になったのである。1870年9月2日にナポレオン3世はセダンで降伏し、皇帝を退位した。パリでは共和制の国防政府が樹立されドイツに抗戦を続けたが、1871年パリを開城して敗戦。戦争終結直前の1871年1月18日、プロイセン王・ヴィルヘルム1世は、占領したパリのベルサイユ宮殿でドイツ皇帝に即位し、ドイツ統一が達成された。フランスは、フランクフルト条約でアルザス・ロレーヌ地方の大部分をドイツに割譲したうえ50億フランという多額の賠償金を支払うというとんでもない大敗北を喫した。

バター大国のフランスで生まれたマーガリンは、フランスの苦難の時代を代弁するバターの代用品であった。

現在のマーガリンはどうであろうか。バターの代用品として出発したマーガリンはその後大きな変化をとげ、現在では代用品ではなくバターとは別の独立した油脂食品である。ヤシ油、パーム油（植物由来の油であるが不飽和脂肪酸ではなく飽和脂肪酸のパルミチン酸を多く含むことは既に述べた）、大豆油、綿実油、コーン油、サフラワー（ベニバナ）油、ナタネ油などの植物油を原料油にしている。それに発酵乳も加えられているから完全な植物油オンリーではない。しかし全体としてみると不飽和脂肪酸の植物油をベースにしているから、バターよりはからだに良いといえる。マーガリンは、ケーキなど菓子類やさまざまな料理にあわせて製造の過程でいろいろな加工がなされ、種類もマーガリン（油脂80％以上）、ファットスプレッド（油脂80％未満）と、いろいろである。

からだによい油の話の続き：アラキドン酸

最近、アラキドン酸について研究が進み、脳との関係が注目されている。

アラキドン酸は、オメガ6系列に属する不飽和脂肪酸であるリノール酸から生体内で作られる不飽和脂肪酸だということは既に述べた。だからリノール酸族ともいわれる。リノール酸は生体内で生合成できないから、食品（植物油）としてリノール酸を体内に取り入れ、そのリノール酸からアラキドン酸がつくられる。アラキドン酸は、母乳、レバー、卵黄に少量含まれてはいるが、そんなものでは、からだが必要とする莫大《ばくだい》な量のアラキドン酸をまかなえるものではない。アラキドン酸は、人体のほとんど全《すべ》ての組織を構成するきわめて重要な脂肪酸である。

高齢になってくるとリノール酸からアラキドン酸を作る力が低下し、アラキドン酸不足の状態になる。脳の機能とのかかわりでは、アラキドン酸は、①学習・記憶、②認知能力、③睡眠・覚醒《かくせい》のリズム、に関与している。高齢になってくると、これら①②③が駄目になるが、アラキドン酸を与えると、改善される。

歳《とし》をとると物忘れをするし、新しいことを覚えこむことについても、できないか、できたとしても時間がかかる。お年寄りにパソコンを学習してもらおうとすると、とんでもない時間がかかった末、結局は、デキマセンということになる。パソコンはおろか携帯電話の使い方をどうしても覚えられない高齢者は多い。ある日、ある時、ある病院の外来待合室で、携帯電話の大きな着信音が響き渡った。病院の外来はマナーモードである。あわてた携帯電話の持ち主は立ち上がって叫んだ。「すいません！どなたか私のこの携帯電話の電源を切ってくださいませんか！」。70歳ぐらいの上品な感じの女性である。安全のためにと家族が持たせた携帯電話なのだろうが、電源の切り方すらわからない。

実験動物として「お年寄りのラット」を選び、アラキドン酸をエサとして長期間与えると、学習能力が改善するという報告がある。

老化のために体内でリノール酸からアラキドン酸を作り出す能力が衰えている。だから、植物油（リノール酸）をいくら摂ってもアラキドン酸は増えない。直接アラキドン酸を取り入れるしかない。最近、アラキドン酸含有の油脂ができている。その油脂は、どんな味がするのか知らないが、そんなに悪い味でなければ、私も試してみようかなと思ったりする。アラキドン酸は卵黄に含まれるから卵黄を食べればよさそうなものだが、卵黄は全ての食品の中でコレステロールの含有がナンバーワンの代物《しろもの》である。アラキドン酸欲しさに卵黄を食べ続けたら、まちがいなく動脈硬化がひどくなって、頭が良くなる前に命の方がもたない。レバーもアラキドン酸を含むが、レバーなどという「内臓」は、私は、考えるだけでも寒気がするほど大の苦手だ。とても、あんなものを食べたら、と人に勧める気は起こらない。母乳にもアラキドン酸が含まれているが、ボケた高齢者と母乳は無縁の間柄である。

アラキドン酸は、脳の認知能力つまり情報処理能力を向上させるという報告がある。

情報処理能力があるかどうかは、人間一人の問題だけではなく社会にとっても死命を制する最重要課題だ。頭が良い、という場合には、脳のいろいろな機能が俎上《そじょう》に上るが、そのなかでダントツは情報処理能力だ。いくら知識がいっぱいあっても、これがないと大学受験はうまくいかないし、会社は倒産する。ゲームの勝ち負け、戦争の勝敗も、すべては情報処理能力如何《いかん》で決まる。その情報処理能力の一部が脳の認知能力といわれるもので、その認知能力のごく一部を脳の検査で知ることができる。

人が何かを認知した瞬間に、脳波の検査でP300という電位変化が起こる。脳が老化すると、認知してからP300出現までの時間（これを脳の電気生理学では潜時、レイテンシー latency という）が長くなる。長くなるだけでなくP300の大きさ（振幅、アンプリチュード amplitude）も小さくなる。

アラキドン酸を高齢者に長期間投与するとP300が改善する。情報処理能力が改善したという解釈になるが、先ほど述べたようにP300は人の脳が持つ複雑多岐な情報処理能力のほんの一部を表わしているに過ぎないから、これだけでは手放しで喜ぶわけにはいかない。しかし、アラキドン酸の働きを知る上では興味ある結果だ。

さらに面白いことに、アラキドン酸は、睡眠と覚醒のリズムの乱れにも効果があるらしい。睡眠・覚醒のリズムを維持しているのは脳の深部にある生物時計（biological clock）で、ここが一時的に壊れた状態が、時差ボケ（jet lag）であり、深刻な壊れ方をした状態が、痴呆《ちほう》患者にみられる昼夜逆転、夜間の徘徊《はいかい》だ。痴呆までいかなくても、歳をとると、若い頃のように朝まで一直線に1度も目を覚まさずに眠ることができなくなるのも、他にも原因はあるけれども、この生物時計の乱れによるものだ。実験動物の老齢のネズミにアラキドン酸を与えると、生物時計の乱れが改善されたという。そのうち、高齢者の海外旅行の時差ボケにはアラキドン酸をどうぞ、なんてコマーシャルができるかもしれない。

科学の進歩は、予想ができないところが楽しい。

魚の油のどこがよいのか？　ＥＰＡとＤＨＡの話

ＥＰＡの話に戻ろう。

ＥＰＡの多い魚は、大衆魚と言われてきた青魚のイワシ、サバ、サンマである。そしてこの順番でＥＰＡが多い。生魚１００グラムあたりのＥＰＡの含有量は、イワシは１３８１ミリグラム、サバは１２１４ミリグラム、サンマは８４４ミリグラム、である。タイ、ヒラメなどの高級魚の油にはＥＰＡは多くない。うまくて安い大衆魚がからだによい。こういう「長生き魚情報」が知れ渡るようになると、からだによい魚の値段が上がって、イワシ、サバ、サンマは、もはや大衆魚ではなくなり、そのうち、高級魚にランク付けされるやも知れない。

時代が変われば、というか、本当のことが知れ渡るようになると、魚の格付けだって逆転するかもしれないのだから、面白い。

ＥＰＡの仲間にＤＨＡ（ドコサヘキサエン酸）がある。やはりＥＰＡと同じく魚に存在する不飽和脂肪酸で、脳や目に多く存在する。

魚の目と目玉の周囲にある長生き物質が、DHAである。海の漁師たちは魚の目玉とその周囲にあるドロっとしたゼリー状のものを食べると健康によいことを、昔から経験で知っていた。これがDHAである。青魚の目玉の裏側には元気の秘密がある。脳の働きを活性化させるのだ。

DHAは、脳の発育と機能維持に不可欠の成分であり人体内では産生されないから、食べ物として外部から取り入れるしかない。DHAは必須《ひっす》脂肪酸だ。ヒトでは脳細胞に多く存在し、脳細胞の脂肪の中に10％程度存在する。脳細胞内のDHA量が減ると、当然のことながら脳の機能が低下する。子供の脳の発達、老化に伴なうさまざまな脳の機能低下（記憶力、判断力、理解力、学習能力など）にDHAが関係する。ボケないために、そして子供の頭を悪くしないためにもDHA量を増やすことが大切だ。子供も年寄りも、とにかく青魚の油と目玉とその裏側のドロドロのところを、しっかり食べよう。魚をほとんど食べないアメリカ人の脳は多分悲鳴を上げているにちがいない。脳の情報伝達に不可欠なDHAが、魚から補給されないのだから困っているはずだ。しかし魚を食べる日本人の方が魚を食べないアメリカ人より平均して頭が良いかというとそうは言えないから、DHAだけで勝負が決まるわけではない。魚をいっぱい食べる日本人にも、どうしようもないくらい頭の悪い人も居る一方で、魚を一切食べないアメリカ人からノーベル賞をとる人も出るので、物事はあまり短絡的に考えないほうがよい。

ＤＨＡにはＥＰＡと同じような働き、つまり血小板凝集能を抑制する働きがあるから、血栓ができにくく心筋梗塞《しんきんこうそく》や脳梗塞が起きにくい。ＤＨＡは悪玉コレステロールがワルサをするのを防いでくれるので動脈硬化の予防に有効だ。

ＥＰＡもＤＨＡも魚にある不飽和脂肪酸だ。両方とも人間のからだの中では作ることができないから、とにかく魚を食べる、しかも目玉の裏まで食べる。そしてそれが、まちがいなく長生きにつながる。やっぱり魚を食べよう。

魚を食べて１００歳を目指そう。

北大西洋の怪魚リングフィッシュ

最近の話題の一つは、北大西洋の２０００メートルの深海に生息するリングフィッシュというタラ科の深海魚である。

リングフィッシュから得られる物質（成分はペプチド、不飽和脂肪酸など）が、フランスでは、ストレス改善、学習能力や記憶力の向上によいのではないかとして種々の検討がなされているようだ。最近の国際循環器病予防学会では、この物質が頸動脈《けいどうみゃく》の動脈硬化の程度を改善するとの報告もあり、現在のところ動脈硬化との関連が指摘されている。高脂血症の改善、血小板凝集能抑制作用（脳梗塞や心筋梗塞の予防）、脳保護作用、持久力改善、疲労回復についても、効果があるのではないかとの期待がある。

地上の動物は大気圧1気圧のもとで生きているが、海の2000メートルの深さでは200気圧という高圧が加わる。さらにこの深さでは太陽光は届かず真っ暗で、しかも水温はきわめて低い。こんな環境では普通は生命を維持することは不可能であるのに、この魚は生きて活動しているから、化け物のような魚だ。化け物には常識では想像もできない生命のたくましさ、生命の秘密がある。そこを科学的に探求することが、われわれ地上に暮らす生命の長生きにつながる可能性は大いにある。

リングフィッシュは、オーストラリアの海でも獲《と》れる。シドニーのレストラン「Tetsuya's」は世界の50のレストランに入る有名店で、そのオーナー・シェフの和久田哲也さんはオーストラリアを代表するシェフだ。和久田さんによるとリングフィッシュは、見てくれは悪いが、おいしい食材でTetsuya'sの料理にも登場するらしい。

魚には、生命の根源に迫る何かが、まだまだありそうだ。地球に生命が誕生したのは海である。海に住む動物から、生命を構成する基本的なプログラム、そして、いのちと長生きの秘密が導き出されるような気がする。

魚を食べない人はアルツハイマー病になりやすい

アメリカ人は本当に魚を食べない。アメリカ大陸内部は海から遠いという地理的なこともあるが、やはり彼らは基本的には肉食人種なのだ。

私は若い頃北アメリカで脳外科の修業生活を送っていた。毎週金曜日、病院のビュッフェスタイルの職員食堂にはフィッシュがおいてある。が、まずくて、食べられるような代物ではない。敬虔《けいけん》なキリスト教徒は、本当は、金曜日は肉食をしてはいけないことになっている。冷凍のタラの切り身をステーキみたいに焼いたものをドーンと積み上げてあるけれど、いくら味覚音痴のアメリカ人でも、まずくて食えないのか、キリスト教徒が、金曜日なのに、そっと肉料理をとって食べている。

「魚はクサイ食い物」、というのが平均的なアメリカ人の認識だ。魚をナマのまま刺身で食べる日本人のことを「へえー、よくあんな臭いものを、よりによってナマで食うねえ」と顔をしかめる。新鮮でおいしい魚なんて食べたことがないし想像もできないらしい。アメリカ人で「寿司《すし》、ダーイ好き」とか「刺しぃー身、ダーイ好き」とかいう人は、居ることは居るが、そういう人は、アメリカ社会では少数派の変わり者と思われている。

そのアメリカで、魚を週に1回以上食べる人はアルツハイマー病になりにくいという研究結果が発表されたのだから皮肉だ。65歳から94歳までの高齢者815人を対象にシカゴを中心として行なわれた調査結果だ。魚を食べる人と食べない人とを比較するとアルツハイマー病の発病率に2対5ぐらいの大きな差があることが判明し、専門学術雑誌「神経学雑誌」(Archives of Neurology)に発表された。魚に含まれるEPAなどの不飽和脂肪酸は、アルツハイマー病の予防によいという魚大国日本の研究結果を後追いする発表である。アルツハイマー病患者は、日本に比べてアメリカでは圧倒的に多いが、あんなまずいアメリカの魚を、魚嫌いのアメリカ人が食べるようになるのかどうか、私は若い頃の北米留学生活の体験からすれば、はなはだ疑問だと思う。それほどアメリカ人は、魚に縁のない人たちである。

水の話

できたら銀のコップで大航海時代の海のロマンに思いをはせる

とにかくどんどん水を飲む。そして、できたら水を飲むコップにもこだわりたい。

銀のコップで水を飲むと良いことがある。ごく微量の銀が水に溶け出して殺菌効果があるのだ。15世紀から17世紀にかけての大航海時代に南米大陸から大量の銀を持ち帰ったヨーロッパ人の社会で、一つの発見があった。それは銀の水差しに入れておいた水は、腐りにくいという事実だ。水は新しいほうが美味《おい》しいし、汚い水が原因で病気になるような世の中ではないけれども、銀器に入れられた水には、ごくわずかの殺菌作用があるのは事実である。私はごく普通のガラスのコップで水を飲んでいるが、大航海時代の男のロマンに思いをはせて、銀のコップでカッコウをつけて水を飲むのも、脳には刺激的で、長生きには良いのかなとも思う。それに、銀のコップは昔に比べれば今はそれほど高価ではなく、ちょっとロマンを試してみようかなという値段になっている。水を飲むことは、ボケないで長生きするためには必要な毎日の作業の一つであることを、この本の59頁《ページ》で書いた。もう一度、読み返して欲しい。

脳梗塞になりたくなければ寝る前に水を飲んでから寝る

寝る前に水をコップいっぱい飲んでから寝るようにする。

「寝る前に水を飲むと夜中にトイレに起きることになるから、飲まないようにしてるんです」と言う高齢者が多い。

「いやいや、そこが違うんです。歳《とし》をとったら一直線に朝まで寝るなんてことはできないですよね、必ず1～2回は目を覚ます。どうせ途中で目が覚めるんだったらその時トイレに行けばよい、そういうふうに考えてください」

「脳梗塞はほんとに夜中に多いんです。夜寝ているときは全員、血圧が下がっています。血圧が下がって血管の中の流れが緩やかになってチョロチョロになった時がアブナイ。もともと血管の壁には動脈硬化によるカスが溜《た》まって、川で言えば川幅が狭くなっているから、そこのところで血管が詰まるんです。血管の中の血液の流れも、川の流れに似ていますからね。夜中に血圧が下がっても、血液がサラサラであれば血管は詰まりにくい。水を飲んで血液粘度を下げておく必要があります。逆に脱水で血液が濃くなっている時は、脳梗塞がおきやすい。真夏に脳梗塞が多いのはそのためです。

夜中に、もし脱水状態があると、血圧が下がっているだけに、脳梗塞が起こりやすい。寝る前に水を飲まないと夜中に脳梗塞になりますよ、というのは高齢の患者さん全員に私が言っていることです。長嶋茂雄さんは脳梗塞を平成16年3月に起こしましたが、やはり夜中に起きています。もっとも長嶋さんは心臓が悪く心房細動があって、そのために心臓の中にできた小さな血の塊が脳に飛んで脳梗塞が起きたのですが……。遠くから塞栓《そくせん》という血の塊が飛んできて起こる脳梗塞です。こういう梗塞を、塞栓による梗塞っていいます。普通の梗塞は、血栓《けっせん》による梗塞で、血管の壁に動脈硬化によるカスが溜まって、川で言えば川幅が狭くなっているから、その場所で血の塊ができ血栓となって血管が詰まるのです。だから、脳梗塞には脳塞栓と脳血栓とがあるわけです」

ここまで話すと、患者は納得してくれる。また、ここまで話さないと分からない人が多い。長嶋茂雄さんという、高齢者なら誰でも知っているスーパースターの話まで持ち出せば、理解は完全の域に達する。

面白い話を一つ紹介しよう。

昔、長嶋さんがジャイアンツで2回目の監督をしている時に、シーズンオフの、ある会合で、私は長嶋茂雄さんからビールを注いでもらったことがある。

そのわけは、こうだ。

昔はバッターボックスに立つ時に防護のヘルメットをかぶらなかった。ところがボールが頭に当たって死傷者が出て社会問題にもなり、ヘルメットを作るべきだということになった。その仕事が私の母校である東京大学医学部脳神経外科に依頼され、頭部外傷研究グループがヘルメットの試作品を作るお手伝いをしていた。当時のナンバーワン投手の堀内さん（前巨人軍監督）にヒトの頭蓋骨《ずがいこつ》の標本めがけて快速球を投げてもらう。すると頭蓋骨にヒビが入る。側頭骨つまりアタマの横のところが、頭蓋骨が薄くて危ない。だから今のような形をしたヘルメットができた。ヘルメットは、耳のところ、つまり側頭骨を保護するように張り出した形になった。

「いやあ、そう言われれば、たしかにそういうことがありましたねえ。いやいや、ヘルメットを作った頃のことを覚えていますよ。確かに昔は帽子だけでしたからねえ。私がデビューしたときも勿論《もちろん》、帽子だけでした。そうですか、そうですか、その節は大変お世話になりました」と言って長嶋茂雄さんは私に「おひとつ、どうぞ」とビールを注いでくれたのである。長嶋さんは人にビールを注ぐ人ではない。パーティーだから参加者は、なんとか長嶋さんに近寄ろうとビール瓶を持って次から次へと長嶋さんにビールを注ぎに集まってくる。そして長嶋さんがコップを差し出すや否《いな》や「オーイ、写真」と叫んでそのツーショットを誰かに撮ってもらう。その写真は、長嶋パーティーに参加している重役さんの宝物になる。かつての野球少年が夢にまで見たシーンなのだ。そんな中で私だけが長嶋さんから「おひとつ、どうぞ」とビールを注いでもらったのだから、いったいアイツはナニモノぞ、と羨《うらや》ましがられた。

こんな話まで書くのは、なんとしても寝る前に水を飲んでいただきたいからだ。いったん脳梗塞を起こすと悲惨である。脳神経外科の現場を長年歩いてきた私は、いろいろな患者の思い出と共に、そのことを、知っている。それまでの人生、それからの人生が全部吹き飛んでしまった患者の思い出がある。彼らの無念の人生を知っている。脳梗塞にだけは、なってほしくない。だから、寝る前にコップに1杯の水を飲むくらい、どうってことはないのだ。

そして、長嶋さんにはなんとか回復して戻ってきてほしい。あのスーパースターは歳をとったけれど、その笑顔は不滅だ。

赤ワインの話

フランス万歳！　長生きの知恵フレンチ・パラドックス

えらいブームである。とにかく赤ワインが売れまくっている。赤ワインがからだに良い、という話は、もうかなり世の中に浸透している。私は『そこが知りたい「脳の病気」』（新潮文庫）で赤ワインのことを書いた。赤ワインの有効成分の主役はポリフェノールだ。ポリフェノールはブドウの皮と種子に集中して存在する。種子にあるポリフェノールは、プロアントシアニジン（PA）と呼ばれ、強力な抗酸化作用を持っている。赤ワイン大国フランスではPAは、静脈瘤《りゅう》や網膜症の治療薬、毛細血管の抵抗性を向上させる医薬品として承認されているほどだ。

赤ワインが動脈硬化に効くという話は、酒屋の宣伝なら誰も信じなかっただろう。しかし国際的にきわめてハイレベルのイギリスの学術雑誌「ランセット」に赤ワインが動脈硬化に有効であると発表されて、赤ワインは健康飲料のトップに躍り出た。酒屋は宣伝費ゼロで大儲《もう》けが始まったのだから面白い。

いくら脂《あぶら》っこいものを食べてもフランス人は他のヨーロッパ人にくらべて動脈硬化による病気、たとえば心筋梗塞が少ない。これをフレンチ・パラドックス（French paradox）という。

「フランス人の逆説」は、なぜなのか。フランスは世界一の赤ワイン大国である。フランス人が毎日水のように呑《の》む「フランス人の水」赤ワインの成分を調べればその秘密が分かるはずだとして研究が行なわれ、動脈硬化予防成分は赤ワインに含まれるポリフェノールだということが突き止められた。

フランスとイギリスとは歴史上何回も大戦争を戦った。宗教も違う。フランスはカトリックでイギリスはイギリス国教会というプロテスタントだ。考え方や文化も異なる。イギリス人のアルコール生活には赤ワインはない。イギリスでは男はもちろんスコッチだし、シェリーというスペイン産のブランデーは女性が午後のティータイムのあとの夕暮れ時にのむ酒である。最近は違うらしいが、普通のイギリス人は、ビールもあまり呑まない。

私にはこんな体験がある。

ギネス・ビールは隣国のアイルランドの飲み物であることをついうっかり忘れていて、バーミンガム近郊でゴルフをしたあと、のどが渇いていた私が「ギネスを1杯呑みたい」と注文したら、「われわれが、北アイルランド問題でアイルランドとはヒジョーに険悪な間柄であることぐらい、オマエ、知っているだろう？」とイギリス人の親友がにらむので、「なるほど、わかった、別に悪気があってビールを注文したわけじゃあないんだけど……」と弁解をして、のどの渇きの助けにならないスコッチのオンザロックに変えた。

ワインは、赤も白も、イギリス人は、普通は呑まない。イギリス産のワインなんてあまり聞いたこともない。だいたいからしてイギリス人は、呑《の》ん兵衛《べえ》のフランス人のことを、少しバカにしているところもある。イギリスにも大酒呑みは居るけれども、酒はあまり呑むものではないというストイックな考えがプロテスタント国イギリスの社会の底流にある。要するにくそまじめなところがあるから、付き合っていて面白いのは勿論《もちろん》フランス人だ。文化的にはほとんど正反対の関係なのに、「フランス人の水」赤ワインの効用が、イギリス最高の学術雑誌に発表され世界的な赤ワインブームに火がついたのだから、皮肉というか面白い。北朝鮮のアルコールは何かなんて私は知らないが、たとえそれがからだに良いものだったとしても、それはちょっと……というのが今の日本人の心情だろう。酒の文化にはいろいろなことが絡《から》んでいるから話は尽きない。

赤ワインはボケにも効く、とフランスの疫学《えきがく》調査が実証

最近、赤ワインは、アルツハイマー痴呆《ちほう》の予防にも良いということが分かった。赤ワインのポリフェノールであるミレセチンが有効物質だ。アルツハイマー病の脳でワルサをしているベータアミロイド蛋白《たんぱく》が線維状になったもの（老人斑《はん》という名前が付いている神経毒）に対してミレセチンが作用すると、ベータアミロイド蛋白の線維化が阻止されたり、いったん線維状になったものが元のベータアミロイド蛋白に戻ったりすることが、金沢大学の山田教授らの実験で明らかにされた。しかし、必要なポリフェノールの量は赤ワインにして約500ccというから、1日に呑む量としてはちょっと多すぎて厚生労働省が決めたワインの1日の適量の倍ぐらいになる。500ccのワインを毎日呑んだら、もうそれはアルコール依存症だ。発表された学術報告はあくまでも実験上の話であって、実際にアルツハイマー病患者の脳で検証されたものではない。ベータアミロイド蛋白の線維化阻止だけを目安にすれば、それだけの量のミレセチンが実験上は必要というだけの話であり、もっと少ない量の赤ワインを長期的に呑んだ場合にはどうなるのか、ということとは別に考えたほうがよい。それにしても痴呆にだけはなりたくないと思っているわれわれにとってはよい知らせだ。もともと

赤ワイン大国のフランスでは、赤ワインを呑み続けている人には動脈硬化による心筋《しんきん》梗塞《こうそく》が少ないこと以外に、アルツハイマー痴呆やそれ以外の痴呆も少ないという疫学調査報告があるが、それを裏付ける実験結果である。

今晩も赤ワインで乾杯といこう。しかし、赤ワインは結構だが、フランスはアル中天国だと悪口を言う人も居る。結局は呑む量の問題だ。どんなに赤ワインがからだによくても、大量の赤ワインを長年呑み続ければ、肝臓がやられ、脳もアルコールボケでペケになり、せっかくの赤ワインの薬効も台無しになる。

日本酒の話

日本酒がガンを抑えるという「あの話」はどうなった？

東京両国の国技館の升席《ますせき》で大相撲を観戦したことがあった。近くで見る相撲はまた違った味がある。ちょうど裏正面の席だ。とにかくよく見える。それに、テレビで見るよりも土俵が小さく見える。よくあんな小さいスペースでやれるなと思う。ポーンと突かれたら、あっという間に土俵外に押し出されるのを、ぐっとこらえるのだから、さすがだ。体調の良くない力士は肌の色艶《いろつや》が悪いとよく言うが、本当にそうだ。勢いのある元気力士の肌は実にいい色をしている。力士さん達には申し訳ないが、競馬のパドックを思い出した。出走前にパドックで競走馬の色艶をみてから馬券を買うと、はずれないらしい。負けの込んでいる力士さんは、確かに肌の色に輝きがない。お相撲さん達は日本酒をよく呑む。日本酒は、からだに良いから呑め呑めと部屋で言われるらしい。

日本酒と肌の色艶については、科学的な根拠がある。肌の艶を決めているのは、皮膚の水分と皮膚のコラーゲンだ。コラーゲンのもとになるアミノ酸はプロリンとアルギニンで、日本酒に多く含まれている。だから日本酒を呑むことによってコラーゲンの材料が供給される。

さらに日本酒に含まれるアルブチンは、皮膚でのメラニン色素の生成を抑えるので色白な肌を作る。日本酒天国の秋田では、女性も元気よく日本酒を呑む。秋田美人の色白は、日本酒と関係があるかどうかは？だけれど、そう信じて日本酒を呑めば、夢があって楽しい。

日本酒はガン細胞の増殖を抑えるという研究発表がある。膀胱《ぼうこう》ガンの細胞を培養液に入れたものに日本酒を入れておくとガンの細胞は増殖しない。他のアルコール、たとえばウイスキーなどではその効果がない。日本酒だけに見られるガン抑制効果だということで話題になった。私が平成8年1月に大阪ヒルトンホテルで行われたミキハウス新春講演で「長寿と日本の文化」の話をした時に、日本酒がガンに効果があるらしいということの話をしたら、反響があった。元気印の日本酒大好き人間には、またとない朗報と受け取られたのである。

「センセ、ええ話してくれはったなあって、皆で言うてまんねん。こら、もっと、日本酒呑まナ、アカンでえ、言うて、毎晩、熱燗《あつかん》でやってまっせえ」と、東京の私に、わざわざ電話がかかってくるほどの評判だ。呑みすぎだと普段まわりから言われているから、日本酒がガンに効く、という話は、形勢逆転ののろしになる。

「ノーノー、違います。日本酒呑むのなら熱燗じゃなくて、ヒヤでないと効果がないかもしれない。だって、培養ガン細胞に日本酒を加えるのに、わざわざ燗をしているはずがない。熱を加えたら効果がなくなることだってあるでしょうから」と答えたら、「なんや、もっと早よう言うてえな。そんなん、知らんし、講演のときセンセ、熱燗は、あきまへん、って言わんかったやろ。冬の大阪、寒いし、熱燗で呑んでしもたわ」とがっかりした様子。

日本酒の中の、いかなる成分がガン細胞を抑制するのか、詳しいことは未《いま》だに分かっていない。日本酒の中のアミノ酸や糖類などが関係するのではないかと、現在も研究は続いている。

厚生労働省のガン研究調査の中間報告やその他の調査報告の中には、日本酒を呑む人の方が、呑まない人よりもガン死亡が少ないとか、心筋梗塞や狭心症の発生率が低いとか、中性脂肪や悪玉コレステロールの値が低い、などなど、「日本酒万歳」をサポートする報告がある。

役人や学者だって酒が好きな人が多いから、どうしても酒に味方をするような結論が出るのでは、という気もする。

日本酒は健康によいという学者の中には、毎日、2～3合までは日本酒を呑んでも大丈夫、という人がいる。しかし、これはまちがいだ。1日3合を毎日呑めば、1週間で日本酒一升ビン2本でも足りない。1ヶ月で一升ビン9本。これは、アルコール量としては完全にアルコール依存症である。こんなに大量の日本酒を呑み続ければ、健康に良いどころか、肝障害、脳障害（痴呆）まちがいなしである。若い頃に日本酒の一升酒をときどきやっていた患者の脳を、コンピュータ画像診断で診ると、まだ50歳なのに脳の老化がひどく、80歳くらいの脳をしていて、年齢以上の物忘れがある。

「先生、もう駄目でしょうねエ。若い頃のツケがきてるって言われることは覚悟してます。まだ50歳ちょっとなんだけど、ほんと、最近、物忘れがひどくってねえ、自分でも、ちょっとこれ、ヤバイなって」

「まあまあ、そんなにがっかりすることないですよ。たしかに画像でみると同い年の人にくらべて、脳は、残念ながら、かなり小さくなっている。ホラ、もっと近くに来てフイルムの、ここを見てください、見えますか？ ここなんか、かなり隙間《すきま》できちゃってるでしょ、シルビウス裂という名前がついてるところなんかもね。でも、脳が減った減った、と言うけれど、まだまだこんなに沢山残っている部分があります。残った脳を活性化して、残った脳に頑張ってもらうようにすれば、大丈夫。でも、これ以上酒を呑んで脳をいじめちゃあ、いけません。他人の脳ではなく、あなたの脳ですから。酒呑み続けて脳をダメにして、損をするのは、あなたですから」

日本酒礼賛も結構だけれど、度が過ぎると健康被害が広がるだけで、日本酒にとっても迷惑な宣伝だ。酒はそんなに呑むものではない。ましてや脳がイカレルほど呑むものではない。うまい日本酒なら、少しずつ大切に呑むのが酒呑みのマナーだ。

焼酎《しょうちゅう》の話

焼酎の香りに秘密がある

しょうちゅう、と言うと、大むかしはイメージが悪かったが、最近は様変わりした。焼酎ブームである。なかには「まぼろしの絶品」とかいう焼酎まであって、どうです、呑んでみませんか、と先日、1本頂いた。確かにうまいし、日本酒顔負けの雰囲気がある。そして、値段も、コレ、焼酎の値段？　と思うくらいだ。なかには1万円以上するのもある。

焼酎の、なにが、健康に良いのか？

それは焼酎の香りの成分である脂肪酸エチルエステルである。脂肪酸エチルエステルを吸い込んだり、あるいは呑み込んだりすることによって、体内のプラスミノーゲンという物質が活性化されプラスミンになる。プラスミンは、いったんできた血の塊、血栓を溶かす作用がある。要するに、焼酎を呑めば脂肪酸エチルエステルがプラスミノーゲンを活性化し血液が固まりにくくなる。血液が固まり血管が閉塞《へいそく》した状態が梗塞だから、脂肪酸エチルエステル、つまり焼酎の香り成分は、脳梗塞や心筋梗塞の予防になる。

血液サラサラ効果があるというので焼酎の売れ行きはすごい。脂肪酸エチルエステルは焼酎の香り成分であるから、香りの強い焼酎が良いことになる。脂肪酸エチルエステルは、芋などの焼酎の原料に含まれる脂肪酸がアルコールと反応してできたもので、焼酎の香りだけを構成する成分だ。脂肪酸エチルエステルは揮発性なので蒸留回数の多い甲類ではなく蒸留回数の少ない乙類の焼酎、つまり昔ながらの焼酎が、からだによい。

プラスミノーゲンってなんだろう？　もう少し専門的な話をしておこう。

血管の中でフィブリン（fibrin 線維素）ができると、血管内が詰まりだす。脳梗塞や心筋梗塞が始まるのだ。しかし、これに対抗してフィブリンを分解する仕組みがからだに存在する。出現した敵フィブリンを倒すために血液の中で次のようなバトルが行われる。フィブリンにプラスミノーゲンが吸着するのだ。プラスミノーゲンは肝臓で作られる攻撃兵器だ。さらに、血管の拡張や収縮など血管で起きた異変を感知した血管壁から、組織プラスミノーゲンアクチベータ（t—PA）という物質が放出される。プラスミノーゲンを活性化する支援部隊である。このt—PAがフィブリンに吸着して先着隊のプラスミノーゲンをプラスミンに変える。そしてこのプラスミンが、敵のフィブリンをズタズタに分解してFDP（fibrin degradation products）というゴミにして流してしまう。FDPは可溶性の廃棄物である。このような一連の血管内での現象を線溶現象（線維素溶解現象 fibrinolysis）という。血栓形成に対抗する生体の防御反応のひとつだ。

血栓溶解療法（thrombolytic therapy）という治療について紹介しよう。心筋梗塞では冠状動脈内に血栓溶解薬剤を入れる冠動脈内血栓溶解療法（percutaneous transluminal coronary recanalization PTCR）があるし、静脈内に血栓溶解薬剤を投与して血栓症の治療を行うこともある。血栓溶解薬剤としては、昔は、ウロキナーゼなどが使われたが、フィブリンに結合したプラスミンにくらべて血液中の遊離型プラスミンは半減期が１００分の1と短く、またウロキナーゼはフィブリンに対する吸着率がt－PAの10分の1以下と効率が悪いなどの理由で、現在はほとんど使用されず、上に述べたt－PAなどが使用されている。

焼酎の香り成分である脂肪酸エチルエステルは、プラスミノーゲンアクチベータ（PA）であり、驚異の助《すけ》っ人《と》、組織プラスミノーゲンアクチベータ（t－PA）と同じ作用を持っている。

今晩は、焼酎にでもするか、という読者がいるはずだ。

ビールの効用

ビールがガンに効くって本当？

少し前の話になるが「ビールがガンに効くらしいね」と語りかけたことがある。相手は、ちょっと暗い感じの、中年の外科医だ。すると彼は、「それはね、ビールがいいんじゃなくて、水分を取るということがいいんですよ、ガンっていうのは、大腸ガンのことじゃあないですか、大腸ガンの予防は、便秘を予防すること、便秘の予防には、水分を普段からとっていること、ほかのアルコール飲料よりビールは水分が多いですからね、だからガンに効くっていう結論になるんじゃないですか、風吹けば桶屋《おけや》が儲《もう》かる式の話ですよ」と、シタリ顔で答えた。地方では立派な大学ということになっている国立大学の医学部を出て医者になったことで、大威張りの人生を歩いてきた人だ。陰気な顔をしていて、さかんにタメ息をつく彼の雰囲気につけられたニックネームは、「オケラ」だ。オケラは地面の中に住む虫で、あまりイメージの良いものではない。

ところが、ビールとガンについては、事実は、そんな薄っぺらなものではない。論理の飛躍を揶揄《やゆ》するときの「風吹けば桶屋が儲かる」は有名な言いまわしだ。でも、その内容を知らない人が多い。最初に誰が言い出したのか、多分、落語の世界であろうとは思うけれども、人を笑わせる明るさのある誇張である。風が吹くと、砂埃《すなぼこり》で目を悪くする人が増える、目が悪くなって失明した人は三味線を弾く仕事につくようになる、三味線を作るために猫の皮が必要になって猫が減る、猫が減るとネズミが増える、ネズミが増えると、食べ物が入った桶をかじるので桶が必要になる、それで桶屋が儲かる、という理屈である。シタリ顔のその外科医は、ビールがガンに効くらしいという話を、風吹けば桶屋……、と一刀両断に切り捨てた。ビールときいただけでどんどん想像を膨らませ自己満足の連想ゲームが始まる。大量の水分、水分は便秘に有効、便秘が減れば大腸ガンも減る、というその外科医のアタマこそ、風吹けば桶屋式のレベルのアタマだから、自称インテリなんて……、というオチになる。

ビールがガンに有効であるという研究が、少しずつすすんでいる。ドイツのハイデルベルグにあるドイツガン研究センターのクラリッサ・ゲルハウザー（Clarissa Gerhauser）博士によると、話はこんな内容になっている。

ビールには700種類以上の低分子化合物が含まれており、その中に抗酸化作用を示すものが存在する。人間の身体《からだ》の中で発生するスーパーオキサイド（superoxide超酸化物）と呼ばれる活性酸素が、ガンを引き起こすことは、既によく知られているが、この活性酸素を叩《たた》き潰《つぶ》してくれる抗酸化作用を持つ物質がガンを予防する。ビールにはそれがあるというのだ。ビールの中に存在する有効物質は、体内で脂肪分の過酸化過程に関与しているヒドロキシラジカルというワルをやっつけてくれるらしい。

いろいろな種類のラジカルがある。フリーラジカル、アニオンラジカル、ペルオキシラジカル、ヒドロキシラジカルなどの活性酸素スーパーオキサイドがからだによくない。これらのワルをやっつけてくれる物質がスカベンジャー（scavenger）だ。文字どおり「掃除人」である。

ビールの中の有効成分は、ポリフェノールで、ポリフェノール成分は安息香酸、桂《けい》皮酸《ひさん》、アセトフェノン、フラボノイド、カテキンの5種類である。血液のガンである白血病細胞を用いて実験を行い、これらのポリフェノール成分がスカベンジャー作用をもっていることが証明されている。安息香酸、桂皮酸、フラボノイド、カテキンは赤ワインにも含まれているし、カテキンは紅茶、緑茶にも含まれている。赤ワインの赤色成分であるアントシアニジンというポリフェノールは、ビールには含まれていないが、ビールに存在するこれらのポリフェノール成分は、たしかな抗酸化作用をもっていて、からだによい。

ガンになりたい人は誰もいない。ビールがガン予防によいという研究結果は、特にビール好きにとっては、うれしい話だ。大きな顔をしてビールが呑《の》める。しかし呑む量が問題である。私の親戚《しんせき》で幼馴染《おさななじみ》だった彼は、大変なビール党で毎日ビールを呑んでいたら30歳ちょっとで肝臓をやられて死んだ。

ビールに抗ガン作用があることは、ほかにも報告がある。1999年1月号の「農業・食品化学雑誌」(Journal of Agriculture and Food Chemistry) に、人間の発ガン原因物質の可能性があるとされる複素環式アミンの作用を、ビールが抑制するという発表がある。これは日本からの報告である。また、1988年には米国オレゴン州立大学のDonald Buhler博士が、ビールに使われるホップには、ガン細胞を抑制するフラボノイドが含まれていると報告した。

ビールがガンに効くという話が、風吹けば桶屋式の薄っぺらな内容ではないことは、どうもたしかなようだ。

しかしここで大事なことがある。それは、ビールはアルコールであるから、呑み過ぎればアルコール依存症、肝臓障害、循環器疾患、痴呆《ちほう》などが待ち構えていることを忘れないようにしたい。ガンはなんとか免れたけれど痴呆になったというのでは、みっともない。ビールを呑み過ぎて（風吹けば）、ボケました（桶屋が儲かる）では、論理の飛躍どころか、面白くもおかしくもない悲しい現実ということになる。ビールを売る会社が儲かって、桶屋の医者も、肝臓の患者や痴呆患者が増えて儲かる、というのでは、洒落《しゃれ》にもならない。

それに、プリン体の多いビールは、血液中の尿酸を増やす。だから、高尿酸血症、つまり痛風の患者は、酒を呑むならビール以外を選択したほうがよい。

酒に弱い人は強い人よりもアルツハイマー病になりやすい

酒呑みにとってはまことにありがたい研究結果が最近出た。酒が呑めない人には気の毒な話だ。日本医科大学老人病研究所の太田所長の発表によれば、酒に弱い人は、酒に強い人より1・6倍もアルツハイマー病になりやすい。

その内容はこうだ。

酒に弱く、酒を呑むと悪酔いして気持ちが悪くなる人は、アルコールが体内で分解される時に発生するアセトアルデヒドを分解する酵素が弱いために起こる。アセトアルデヒドを分解できないのだ。このアセトアルデヒド分解酵素はアルデヒド脱水素酵素といい、特定の遺伝子によってこの酵素が作られる。酒に弱い人はこの遺伝子に変異があるので、アルデヒド分解酵素を十分に作ることができず、だからアルデヒドが体内でたまって、気持ちが悪くなる。

一方、アルツハイマー病発症と関連がある物質に、ヒドロキシノネナールというものがある。この物質は、細胞でのエネルギー代謝の過程で発生する有害物質であり、神経細胞死をおこす。しかし、この有害物質は、上に述べたアセトアルデヒド分解酵素によって分解されることが判明し、アセトアルデヒド分解酵素が作られている限りは、普通は問題とはならない。つまりアセトアルデヒド分解酵素はアセトアルデヒドだけではなくヒドロキシノネナールをも分解してくれるのだ。

だから、アセトアルデヒド分解酵素を作り出す遺伝子に変異があると、アセトアルデヒドを分解できずに悪酔いするだけではなく、ヒドロキシノネナールをも分解できないから、アルツハイマー病の発症が起きやすいことになる。

酒に弱い人は、自分で分かっているから酒は呑まない。だから安全かというと、そうではない。遺伝子変異によってアセトアルデヒド分解酵素すなわちヒドロキシノネナール分解酵素が十分に作られないので、細胞のエネルギー代謝で発生するヒドロキシノネナールというワルを、つぶすことができない。だから、酒を呑まなくても、じわじわとアルツハイマー病発症の危険が迫るということになるが、本当にそうなのだろうか？　そこから先はこれからの課題だ。

酒に弱い人も、気持ちまで弱気になることはない。アルツハイマー病発症の仕組みは、全体として不明のところが、まだまだ沢山あって、なにもヒドロキシノネナールだけが犯人というわけでは決してない。発症の仕組みは複雑で、そんなに簡単ではないのだ。

そして、酒に強い人もそんなに喜んではいられない。たしかに、これは一つの実験結果ではあるが、酒量が多ければアルコール依存症になり痴呆と肝臓病が待っている。赤ワインは痴呆予防に効果があるというフランスでの疫学《えきがく》調査の話を先に紹介したが、赤ワインを呑まないフランス人だっているだろうし、その人がボケやすいという話もなく、酒に弱い人が必ずアルツハイマーになるということでもない。

酒は百薬の長であるが、量が過ぎれば、ただの狂い水だ。

野菜の話

ブロッコリーとソフィア・ローレン

緑色野菜の中で人気のあるのはブロッコリーだ。地中海沿岸が原産のブロッコリーは日本で品種改良が行われたものが世界中で食卓に上っている。わが国では昭和30年代からよく食べられるようになったが、普及の火付け役になったのは当時日本でとても人気があったイタリアの大女優ソフィア・ローレンだ。彼女がブロッコリー大好き人間であったことがブロッコリー流行を作った。スーパースターが好んで食べているなら、ボクも私もということになったらしい。

ブロッコリーにはビタミンCやビタミンBが豊富なだけではなく、ブロッコリーに含まれるスルフォラファンという物質にガン予防効果があることが示唆《しさ》されている。ガン予防効果という話も出てくると、ブロッコリー人気は止まらない。味もよく野菜嫌いの子供も食べやすいから人気の緑色野菜だ。ゆでると水溶性のビタミンであるビタミンCやビタミンBが失われやすいので、蒸すとよい。ブロッコリーのてんぷらは、美味で栄養分も失われないお勧めの調理法らしい。

野菜や果物に含まれるカロテノイド、長寿は野菜から

緑黄野菜が健康維持によいことはよく知られている。「緑」の代表としてブロッコリーを取り上げたが「黄」の代表選手たちは、どうだろうか。

野菜や果物のうち黄色や赤、オレンジなどの色をしているものにはカロテノイドという物質が含まれている。カロテノイドにはいろいろな種類がある。よく知られているのは、ベータ・カロチン（beta carotene）とアルファ・カロチン（alpha carotene）、リコピン（lycopene）だ。それ以外にもベータ・クリプトキサンチン、ルテイン、ゼアキサンチンなどがある。

ベータ・カロチンは体内でビタミンAになる。ニンジン、カボチャに多いことはよく知られているが、緑色野菜のパセリ、ホウレンソウにも多く含まれている。

アルファ・カロチンは、抗ガン作用があり肺ガンを抑制する効果があるらしい。ニンジンとカボチャに多く含まれている。

リコピンは、その抗酸化作用により、肝臓ガン、膀胱ガンに抑止効果がある。トマト、スイカ、グアバ、ピンクグレープフルーツの赤い色素がリコピンだ。

ベータ・クリプトキサンチンは糖尿病・高血圧の予防によいとの報告があるカロテノイドだ。温州《うんしゅう》みかんに多く含まれる。

ルテインは、キャベツ、アンズに含まれ、ゼアキサンチンは、パパイアに含まれるカロテノイドで、からだによいことが報告されている。

高齢になって高脂血症、動脈硬化、心筋梗塞《しんきんこうそく》、脳卒中、高血圧などで私の外来にやってくる患者さんに、私は、「長生きをするためには、できるだけ肉類を避け、魚と野菜を中心にした食事にしてください」と言い続けている。

アメリカ人と野菜

欧米風の食べ物を食べていたのでは早死にをする。アメリカ人の平均的な食事、ヨーロッパ人の油だらけの食事のまねをしている限り、絶対に長生きは無理だ。私は若い頃、北米で脳外科の修業をしていたから、アメリカやカナダでは、ロクな野菜がないことをよく知っている。

野菜サラダを注文しても、えっ、これが野菜サラダ？　といいたくなるような貧弱な葉っぱものや、しょぼくれたトマトしか出てこない。野菜の味もまずくて、パサパサで硬いから、日本で食べ慣れている野菜と比べると、味も種類も、問題にならないくらいに質が悪い。日本列島は南北に長く、いろいろな気候と豊かな四季が生み出す野菜の種類は、きわめて豊富だ。さらに、日本の野菜農家は研究熱心で、野菜の味や質について改良や工夫を重ね、高品質な野菜を市場に出してくる。

平均的なアメリカ人には野菜を食べるという習慣が、そもそもない。草食民族である日本人と肉食民族の集合体であるアメリカ人とを比較すると、食に対する考え方には、大きなひらきがある。肉食が主体であるから野菜を食べない。まずい肉とイモとを大量に食べる。

この「大量に食べる」というところに、アメリカ人の悲しい過去がある。彼らの先祖のほとんどは、ヨーロッパ大陸で食い詰めて、開拓民として新大陸にやってきた食うや食わずの、貧しい人たちだ。お金を出して野菜を買っても何のハラの足しにもならない。それよりは、カロリーになるものを腹いっぱいに詰め込んで飢えと寒さに耐えたのだ。世界中の開拓地には共通の食習慣がある。それは食べ物の質などということを考える余裕がないから、食べ物の味は二の次で、とにかく大量に食べるという食習慣だ。飢えないことが大前提になる。質は二の次にして大量の食べ物を胃袋に詰め込むという食習慣が、アメリカ社会の中に、いま現在もある。アメリカ人は男性も女性もおしなべて超肥満体である。体重100キロを超える人はザラにいる。なぜこんなに醜くなるほどまでに食べるのか、われわれ東洋人は理解に苦しむ。量を減らし質のよいものを食べればよさそうなものだが、それができない。開拓民としてアメリカに渡って来た貧しい先祖の食習慣が、そのまま子孫に引き継がれている。
だから、ハラの足しにはならない野菜をたっぷりとふんだんに食べること自体が、食生活だけではなく、その人の精神文化のレベル、そして経済的な余裕を示すバロメータでもある。野菜をふんだんに食べていることが長生きにつながる。野菜をあまり食べないアメリカ人は、平均寿命で、日本人に勝てない。わが国が世界一の長寿国の地位を保ち続けている理由はいくつかあるが、その中で、日本人の豊かな食生活、とくに多種類の野菜をたくさん食べていることは、長寿のきわめて重要な背景だ。緑黄野菜を中心に、いろいろな野菜を、どんどん食べよう。長寿は野菜から、である。

海草の話

冗談じゃない！　海苔《のり》が黒い紙だなんて！

いろいろな海草を食べることは長生きにつながる。海草を食べる習慣のない外国人には想像もつかない長生きの秘密の一つである。

こんな話が実際にあった。

第二次世界大戦中に中国大陸で日本軍の捕虜になったアメリカ兵には十分な食事が与えられてはいなかった。捕虜を捕まえた日本兵自身が十分な食料どころか慢性的な飢えに苦しんでいたからである。しかし、ひとりの心優しい日本兵がいた。粗末な食べものしか与えられていないアメリカ兵を哀れんで、何かちょっとでも美味《おい》しい思いをさせてやろうと、あるとき、備蓄食料の中から海苔をアメリカ兵の食事のときに差し出した。海苔を食べさせて、まずい雑穀の食事のつらさを慰めてやろうとしたのだ。

戦争が終わって戦争犯罪人を探し出し処罰する戦犯狩りが、戦勝国となった中国を含むアメリカなど連合国側で始まった。そして海苔をアメリカ兵捕虜に食べさせた、あの日本兵は、なんと戦犯として逮捕された。「こともあろうに、黒い紙まで」捕虜に食べさせた、捕虜虐待《ぎゃくたい》だというのである。たしかにアメリカには海草を食べる習慣はゼロである。海苔など聞いたこともなく口にしたこともない。食べたことがなければ海苔の持つ上品な風味や味が分からない。海苔は値段も高く高級食材であることも知らない。だから日本兵の親切心も分かるはずはなく、黒い紙を食べさせられたと、ひたすら怒り、恨んだのである。食文化の違いというのは本当に恐ろしい。

私も仕事でトルコに行ったとき、こんなことがあった。羊の肉の大きな塊を太い鉄の串に刺し、それを目の前で火で焼く。肉を刺した鉄串を、横ではなく縦に立てて、ゆっくりと回しながら肉の表面をバーナーみたいなもので横から炎を吹き付けるようにして焼く。表面から肉が焼けていくが、焼けた表面の肉を順番に大きなナイフでそぎ落とすように切りながら皿に盛り、ハイ、これ、あなたの分です、お食べ下さい、と差し出す。トルコというかアラブの世界では最高のもてなし料理だろうということは分かったが、羊の生肉の焼ける物凄《ものすご》い臭気は、食欲をそそるどころか吐き気がした。クサイ腋《わき》臭《が》を思い出させる動物的なにおいだ。羊の肉切れは、どうしてもノドを通らず、サラダばかりを食べた。肉はお嫌いなんですか、という問いかけに、いやあ、私は仏教徒なもんで、肉食はしないんですよ、とウソを言って、かろうじてその場を乗り切った。アメリカ人と海苔、私と生焼きの羊肉、いずれも食文化が違えば、ご馳《ち》走《そう》だということが理解できない。

海苔はうまいだけではなく、血圧によいことが指摘されている。海苔特有のペプチド(アミノ酸がいくつか集まったもの)に、アンジオテンシン変換酵素阻害作用があることが最近分かった。人間の血圧を管理するシステムはいくつかあるが、その一つが腎臓にある。腎臓にあるアンジオテンシンという物質が血圧管理に関与していて、血圧降下薬としてアンジオテンシン変換酵素阻害剤が広く使われている。カルシウム遮断薬、アルファ遮断薬などとともに重要な高血圧治療薬である。海苔にはこの薬と類似の作用があるらしい。海苔にはカリウム、マグネシウム、食物線維もあるから、全体としてこれらも血圧を下げる効果が少しある。

おいしくもない薬をのむよりは、香りのよい海苔を食べて血圧が下がる方がいいに決まっている。おいしい海苔をもっと食べてみよう。

寒天の不思議

寒天（agar）の材料は、海草のテングサである。寒天は、普通の野菜などに比べると線維成分が抜群に多い。消化管からは全く吸収されずカロリーゼロで、食べると消化管内腔《ないくう》の掃除役をしてくれるので、ダイエットにも便秘の解消にも効果がある。便秘の人には大腸ガンが起きやすいから、寒天は便秘の解消とともに大腸ガンの予防に役立つ。寒天はそれ自身が消化管から吸収されないだけではなく、糖分やコレステロールが消化管から吸収されるのをブロックするので、食べたものが栄養物として消化管の中に入りにくい。したがって寒天は、糖尿病患者の空腹感を緩和するだけではなく糖尿病患者の血糖値が上がるのを防いでくれる。

さらに最近の研究によって、寒天は、ひょっとすると、ガンの治療に使えるかもしれないという朗報もある。寒天は加熱すると液体状になりそれを冷やすと固形になるが、寒天に酸を加えておくと固まらずドロドロの液状の状態のままになる。固まらなくなった液状の寒天の内部では、寒天の通常の大きな線維が小さくバラバラに分断されている。このように細分化されバラバラの線維になった液状寒天は、普通の寒天とは異なり、消化管から吸収される。そしてこのバラバラに細分化された線維を持つ液状寒天は、試験管内ではあるが、ガン細胞内の核をバラバラに分断してしまうことが分かった。核をバラバラにされたガン細胞は、当然、死滅するから、酸が加えられ液状になった寒天は、ガンの治療に一役買うかもしれない。まだ試験管内の実験段階で、これから解明されなければならない問題はあるが、今後の研究がどうなるか楽しみだ。ガンに効くかどうかは現段階ではひとまずおくとしても、血糖値の上昇を抑えることによる肥満予防、便秘予防に効果があることは間違いない。

死の四重奏、デス・クワルテット

肥満の人は、絶対、長生きはできない。長生きは肥満解消から、だ。

肥満が起きると、それが引き金になって高血圧が起こる。肥満で体内の脂肪が増えると、血管は脂肪で締め付けられ内腔が狭くなる。ぎゅうぎゅう詰め組織の中の血管の中では、血液はスムースに流れない。つまり末梢《まつしょう》血管抵抗が大きくなって血圧が上がるのだ。肥満が続くとその延長線上に糖尿病が待っている。糖尿病の多くは高脂血症を伴っている。肥満、高血圧、糖尿病、高脂血症の四つが存在する状態を「死の四重奏、デス・クワルテット death quartet」という。デス・クワルテットのうちの三つをもつ労働者が医療機関で診断を受ける際の検査の費用を国が負担するという施策を数年前から厚生労働省が始めた。働いている人がデス・クワルテットで死亡すれば、貴重な労働力が失われ国家の損失になると判断したからである。

デス・クワルテットにならないためにも寒天を食べよう。こんな不吉な四重奏は、誰だって耳をふさぎたい。

昆布の実力

世界広しといえども料理を作る時のダシを海草からとる、というのは日本だけだ。ヨーロッパ料理の中心であるフランス料理にも、食のデパート、中国にもないダシだ。

わが国では料理の味付けを関西風と関東風に二大別する。関西風の味付けの基本は昆布《こんぶ》ダシ、関東風の味付けの基本は、カツオダシである。この違いは江戸時代から始まった。関西は薄味、関東は濃い目の味、というわけ方は両者の食文化の違いを表わす適切な仕切り方ではない。両者の味の本質的な違いは、味の濃さではなくダシの違いである。

東西のダシの違いの背景はこうだ。

寛文12年（１６７２）、日本海〜瀬戸内海経由で蝦夷地《えぞち》と大坂を直行する西回り航路が河村瑞賢《かわむらずいけん》によって完成された。蝦夷地特産の昆布は、西回り航路の北前船《きたまえせん》で天下の台所、大坂に運ばれ、豊富に手に入るようになった昆布が関西のダシとして定着した。一方、江戸の近海ではカツオが豊富に獲《と》れた。豊富に獲れるカツオが、江戸の味をカツオダシにした。関西の海である瀬戸内海では、もともとカツオは獲れない。これが東西のダシの違いの背景である。

昆布のうまみ成分はマンニットだ。昆布の表面についているあの白い粉である。昆布はダシとして上品な味であるばかりか、栄養が豊富である。ヨウ素が豊富に含まれていて甲状腺《こうじょうせん》の機能を改善し、コレステロールを下げる作用もある。昆布特有のぬめりは、水溶性食物線維のアルギン酸で、これがコレステロールと血圧を下げるのに効果がある。

昆布は、料理のダシの実力派であると同時に、健康に良い海草である。

キノコの話

ガンなんかで死んでたまるか！　メダカの先生の戦い

　サルノコシカケを長年食べる習慣のあった老女が、乳ガンにかかったけれど、サルノコシカケを食べ続けたら、ガンが治ったという伝説的な話から生まれた抗ガン薬が、クレスチン（商品名）である。医薬品としての組成は、たんぱく質と結合した多糖類で、カワラタケの菌糸体より得られたもの、と記載されている。抗ガン作用のある薬品として厚生省（当時）から認可を受けたのは数十年も昔であるが、現在も薬として認可を受けており非特異的免疫賦《めんえきふ》活薬《かつやく》の一つとして抗悪性腫瘍《あくせいしゅよう》薬であることが認可され薬の専門書にもその名前が出ている。薬価は１グラム当たり６２５円（２００４年の薬価基準）で安くない薬だ。薬の専門書には、カワラタケ由来抗悪性腫瘍薬で、胃ガン患者（手術例）および結腸・直腸ガン患者（治癒《ちゆ》切除例）において、化学療法との併用をすれば生存期間の延長が認められ、また、小細胞肺ガンに対して化学療法と併用すれば、有効であるとの説明がある。つまり消化器系のガンの一部と肺ガンの一部について、手術や抗ガン薬と併用した場合に効果がある、とされている。

しかし、現在、消化器外科の専門医や呼吸器外科の専門医は、このクレスチンをどう見ているであろうか。クレスチンは治療薬として話題にも上らないのが現状だ。効果が認められないのだ。私も40年近く医者をしているが、クレスチンでガンが治った、あるいはクレスチンで延命効果が明らかにあった、という話を聞いた覚えがない。

現在、ガンに効くとしきりに宣伝されているアガリクスやメシマコブもキノコの類である。しかし、厚生労働省は抗ガン薬としての認可を与えていない。クレスチンでの苦い経験、抗ガン薬として認可したが実際は効果がなかったという前例にこりたからであろう。過去のいくつかの事例からの教訓として、医薬品の有効性・安全性について誤った行政判断を繰り返さないことは、大切だ。

ガンの患者の数は膨大である。ガンはわが国の死亡原因の第1位を占めるきわめ付きのワルだ。医学はその全力を挙げてこのワルを叩《たた》き潰《つぶ》さねばならない。死の病ガンの恐怖から、誰だって逃れたい。ちょっとでも効果があるのならどんなものでも試してみたいと思うのは患者心理からすれば、当たり前である。しかし一方では、患者心理につけこんで高い商品を売りつけるという最悪の商業主義がある。医学は、このもう一つの悪とも戦わねばならない。

一般にキノコ類には免疫のはたらきを活性化する作用が少しあることは事実だ。ベータ・グルカンという物質がその働きをしているらしい。またキノコ類にはコレステロールを下げる作用も少しある。だからキノコ類がからだによいことは事実だが、あまりに過大評価すると現実離れした結論に飛躍しかねない。冷静な判断、確実な科学的実証が、なによりも大切である。

キノコ類を、できたら毎日、食べることを勧める。からだによいとか、どうとかではなくて、きのこは、美味しい素敵な食材だ。英語ではマッシュルームというが、フランス人も「シャンピニオン」の話になると話題が盛り上がる。ヨーロッパでも、キノコはご馳走だ。

ヨーロッパのトリュフもキノコである。土の中にあるトリュフを黒豚に鼻で掘り当てさせて穫《と》る。貴重で高価な食材だからヨーロッパの庶民には高嶺《たかね》の花だ。普通のパリの人なんかは、けっこう地味で質素な生活をしているから、トリュフなんて自分の普段の食生活には関係がない。私に言わせるとトリュフなんて、ちっともうまくない。味も香りもイマイチで、なんでこの程度のものに、ヨーロッパ人は熱狂するのか理解に苦しむ。日本のマツタケの方が味も香りもしっかりしている。

値段の高いキノコなんか、どうでもよろしい、と私は常日頃、患者さんに言っている。

「中村さん、いいですか、値段のべらぼうに高いキノコが、ガンに効くなんて新聞広告で宣伝してるの、買っちゃあ、いけませんよ。キノコは、ちょっとは免疫能を上げるから、毎日食べるのなら、スーパーに行って、ナメコ、あれを買って、毎日食べてください。ナメコなんて、私も買いに行くけど、一袋100円とか、そんなもんでしよ。ナメコで十分なんです。ナメコおろし、ナメコの味噌汁《みそしる》なんかにして毎日食べてください。安くて、からだにいいから」

やっと脳卒中から回復したばかりの中村さんは、東京でメダカが絶滅してはいけないと、メダカを自分の家で育てて学校や子供達に配っている心優しい65歳だ。その中村さんが、今度はのどのガンの手術を受けた。こんないい人に、どうして次々と悪運が忍び寄るのか。神仏なんて、くそくらえだ、と中村さんの顔を見るたびに、気の強い私は怒っている。私の家には、彼がくれたホテイアオイの鉢が、寒い冬のベランダに置かれている。

「ホテイアオイは寒がりだから部屋の中に入れてやってください」と、中村さんはホテイアオイにも優しい。ホテイアオイは、寒さから守ってやると花をたくさんつけるという。冬の寒さ以上の寒さで心がズタズタになっているはずなのに、ガンを宣告された中村さんには、悟りの表情とある種の心のゆとりがある。残された命の時間を大切にしようとしている姿を見るたびに、なんとかしてやりたい、なんとかならないのか、と血の熱い私のなかで魂が右往左往している。彼が作ったザリガニの標本も私の家にある。ザリガニも、東京では絶滅寸前なのだそうだ。ホテイアオイとザリガニ、滅びゆく二つの東京が私の家にある。中村さんが私に伝えるたしかなメッセージだ。

のどのガンの手術と抗ガン剤治療を終了した中村さんの体調は、今のところ、予想したよりは、よい。ちょっと声がかすれるぐらいだ。彼に命を救われたメダカとザリガニ、それにホテイアオイが、彼を必死で守っている。滅び行く東京の自然の残照を、彼らしいやり方で私に伝え残そうとするガン患者の中村さん、私は、この人を、なんとしても死なせたくない。メダカの守護神を死なせてはならない。

そんなわけで、私は、外来で彼に会うたんびに、ナメコ食べてくださいね、と言うことにしている。

ゴマの話

「開けゴマ！」で長生きの扉を開ける

ゴマは双子葉植物合弁花であるゴマ科の1年草で、その学名はSesamum indicumだ。原産国はインドという説もあるが、ゴマの発祥地をアフリカのサバンナ地帯だとする説もある。紀元前3000年頃にアフリカのサバンナ地帯からエジプトへと伝わり、さらにアラビヤ半島からメソポタミアへ、そしてインド、中国へと伝わったというものだ。ゴマは中国から朝鮮半島経由で古代の日本に伝わり、奈良時代から日本で栽培されていた。7〜8月頃に開花し9月に実がなる。背丈が80センチぐらいの植物であるが、荒地でも育つので、開発途上国での人口増加に伴う食糧問題の解決策、特に蛋白《たんぱく》供給源の妙案として、1975年に国連たんぱく質会議の議題でゴマが取り上げられた。

不老長寿の食べ物としては避けて通れない。ゴマと不老長寿とのかかわりを示す逸話は多い。古代史の中でゴマは、不老長寿の秘薬、医薬品、化粧品、そして特権階級の貴重な食べ物として位置づけられていた。その神秘的で伝説的な効用のために、古代メソポタミアでは神にささげる供物《くもつ》として用いられ、古代インドではヒンズー教とヒンズー教を母体として生まれた仏教における基本食であった。インド最古の医学大系「アーユルベーダ」には、健康維持にゴマが使われていたことが記されている。古代エジプトでは王の精力剤として使われ、またクレオパトラの美貌《びぼう》にもゴマが一役買ったようである。古代ギリシャではスパルタ兵士の強壮剤として使われた。

古代中国でもゴマは不老長寿の秘薬として絶大な信頼があった。いろいろな書物にゴマは不思議な力をもつ神秘的な食べ物であるとの話が書き残されている。中国古代の医学書である「神農本草経」ではゴマは仙人が用いる不老長寿の秘薬とされ、「神仙伝」ではゴマを食べ続けた老女が驚異的な若さを保った話とか「倹約重宝記」や「抱朴子」などにはゴマを食べ続けることで超人的な運動能力を持つ老人の話や、白髪が黒髪になったり、抜けた歯がまた生えてきた話などなど、いかにも古代中国らしい表現の豊かなドラマが書き残されている。

日本ではゴマは蛋白源そして精力剤として、肉食を禁じた禅寺を中心に精進料理として多用されてきた。ゴマ豆腐やゴマ和《あ》えは、日常の食卓に登場する一般的なゴマ料理である。サラダオイルだけで揚げたてんぷらよりもゴマ油を加えて揚げたてんぷらのほうが、はるかに味も香りもよい。
長野県軽井沢町の中軽井沢で割烹《かっぽう》料理の本拠を構えている私の友人は、和食料理の達人だ。グルメの本やテレビの料理番組でも取り上げられた腕前に、ファンも多い。てんぷらを揚げるときに、使う油にゴマ油をどの程度加えるかが大事なポイントだと彼はいう。

ゴマは栄養価に富む食べ物である。ゴマ100グラムのカロリーは638キロカロリーもあり、その組成は、脂質（要するに油）60％、蛋白20％、糖分4％、食物線維11％、さらに大量の鉄分（100グラム中9・4ミリグラムは同量のホウレン草の5倍）とカルシウム250ミリグラム（同量の牛乳の11倍）さらにビタミンEを28ミリグラム含んでいる。ゴマの脂質のほとんどは、からだに良い不飽和脂肪酸のリノール酸である。ゴマのたんぱく質には10種類の必須アミノ酸のほとんどが含まれている。

しかし、古代から世界中で驚異の力を持つとされてきたゴマの不思議は、このようなゴマの高い栄養価にあるのではない。実は、ゴマのもつ不思議な力は、ゴマの脂質の中に存在する微量のゴマリグナン（セサミン、セサミノール、セサモール、セサモリンなどの総称）という物質にある。

ゴマリグナンはどんな働きをしているのか。ゴマリグナンには、抗酸化作用があり、肝臓で発生する活性酸素を排除する。ゴマリグナンは、ゴマの約1％に含まれる抗酸化物質なのだ。ゴマリグナンが強力な抗酸化作用を持っていることは次のような簡単な実験からも明らかだ。普通の植物性の油（リノール酸やオレイン酸といった不飽和脂肪酸から成っている）は放置すると次第に空気中の酸素および水と結合して酸化するので重量が増える。しかし、ゴマ油は、かなり長期間放置してもゴマに含まれるゴマリグナンの強い抗酸化力のために酸化されないので重量は増加しない。

小腸から吸収されたゴマリグナンは門脈という肝臓特有の静脈系から肝臓の中に入り活性酸素を除去する。ゴマに含まれるビタミンE単独でも抗酸化作用がある。しかし、ビタミンEは壊れやすく体内で抗酸化力を発揮する前に肝臓の活性酸素で破壊されやすい。一方、ゴマリグナンは安定した物質で壊れにくく肝臓内で活性酸素を除去する。だから、ビタミンEは、ゴマリグナンのおかげで、肝臓の活性酸素による破壊をまぬがれて血液に入り、全身のいたるところで抗酸化力を発揮して活性酸素をつぶすことができる。つまりゴマリグナンとビタミンEは絶好のコンビなのだ。このゴマリグナンとビタミンEという二つの抗酸化物質が含まれているゴマは、活性酸素と戦うきわめて強力な力を持っていることが分かる。

ゴマリグナンの具体的な効用はいくつかある。

一つは肝臓の保護作用である。アルコールを大量に呑むと、アルコールを分解するために肝臓内で大量の酸素が必要になる。その結果、活性酸素が発生して肝臓の細胞障害を起こし、ALTやASTなどといったアルコール性肝臓障害を示す肝機能の数値が上昇する。ところがゴマリグナンを実験動物に投与しておくと、この数値の上昇は阻止される。ゴマリグナンは活性酸素を除去し、アルコールによる肝臓障害を防ぐのだ。

酒の二日酔いは、肝臓で分解しきれなかったアルコールが有害なアセトアルデヒドになって体内に残るから起こることはよく知られている。ゴマリグナンは二日酔いに有効である。その理由は、ゴマリグナンは、肝臓内の活性酸素を除去するから肝臓そのものの機能がよくなってアセトアルデヒドの分解がスムースに行われるし、また、アセトアルデヒド分解酵素そのものの量を増やす作用もあるからだ。そんなわけで、ゴマは、酒の悪酔い、二日酔いにはよい。

ゴマリグナンには他にもいろいろな作用があることが分かってきた。先ほど述べたビタミンEの保護作用もそのひとつ。ビタミンEを与えられた実験動物のビタミンE血液中濃度は、ゴマリグナンを同時投与すると、上昇する。ビタミンEが肝臓内で破壊されるのを、ゴマリグナンが阻止しているのだ。ゴマリグナンとビタミンEの同時併用は悪玉コレステロールであるＬＤＬを下げることも報告されている。実験的に作られた「老化マウス」にゴマリグナンを与えると老化にブレーキがかかる。高血圧に関与する特殊な活性酸素が、ゴマリグナンの抗酸化作用によりつぶされ、高血圧が抑制されたという報告もある。活性酸素は老化やガンの引き金で長生きの最大の敵だ。ゴマはそれと戦う頼もしい長生き食品である。

ゴマは不老長寿の秘薬であるという古来からの「ゴマ信仰」は、科学が実証する長生きの秘密である。

ゴマの種類にはクロゴマ、シロゴマ、キンゴマがある。どのゴマでも上に述べたゴマパワーに差はない。食卓ではゴマ油、あるいはゴマ和《あ》えとして、格別の味と風味が楽しい。

ゴマを食べよう。ゴマを常用して長生きを目指そう。

5 活性酸素は長生きの敵

活性酸素をつぶして長生きしよう

活性酸素（active oxygen）は老化とガン発生の引き金になることはよく知られている。活性酸素は一つではなく何種類かあるが、激しい運動、紫外線、たばこ、ストレスなどによって体内で発生する。

人間のからだはうまくできていて活性酸素が発生してもそれを消してしまう酵素を持っている。この酵素はスーパーオキサイド・ディスムターゼ（ＳＯＤ）といわれるもので、次から次へと体内で発生する活性酸素を片っ端から処理し、消してくれるのだ。有能なモグラ叩《たた》きだ。ところが40歳ぐらいからこのＳＯＤの産生量が落ちてくる。40歳以降に老化が進み、ガンの発生も多くなるのはこのためと考えられている。

活性酸素に対抗する体内の中心勢力はＳＯＤだが、体外から活性酸素に対抗できる抗酸化作用を持った物質を取り入れることができる。抗酸化作用を持つ物質は、ビタミンC（新鮮な野菜や果物）、ベータ・カロチン（ニンジン）、ビタミンE（大豆など）、ポリフェノール（赤ワイン、緑茶、紅茶、チョコレートなど）、ゴマリグナン（ゴマ）などである。

中年以降になると体内でのSODの産生量が減ってくるから、これらの抗酸化物質を体外からからだに取り入れるか入れないかでは、老化、ガン、そして長生きに大きな差が出るのは当然だ。長生きをするには、まずその気になることが大切である。その気になって、これらの抗酸化食品を日々の食生活に取り入れよう。

強い日光に当たってはいけない。紫外線が活性酸素を生み、皮膚の老化であるシミ、しわを作る。紫外線による活性酸素は、皮膚の老化以外にも全身に悪影響を与えることはいうまでもない。昔、子供の頃、日光浴は、からだによいとして盛んに太陽光を浴びた。日光浴をするとクル病にならないとか、当時多かった結核対策として、殺菌作用がある日光浴は不可欠であるとかいわれ、太陽光に含まれる紫外線の害については考えられたことすらなかった。

今でも日焼けサロンとかがあって、日焼け色の肌をあたかも健康のシンボルのように思う美容センスそのものが、ガンや老化と戦う医学の目から見れば、問題である。紫外線を浴びる量が多いと皮膚ガンの発生が多くなるという報告がある。「日光浴」

という過去の健康常識を変える必要がある。ゴルフ場に行くと男性プレーヤーでも日焼け止めクリームを塗ってプレーする人が増えた。紫外線はからだに悪いという知識が、わが国ではじわじわと広まっている。

中年以降は激しい運動をしてはいけない。激しい運動をしても平気なのは、若い世代だけだ。若い世代ではSODの産生量が豊富でたとえ激しい運動をしても、発生する活性酸素を処理しきれるからだ。けれども中年以降になると、激しい運動は、処理能力以上の活性酸素を体内に残す。老化とガン発生の扉が開くのだ。トレーニングをしたつもりが、実はからだを痛めているだけに過ぎない。中年以降はゆっくりとした運動に切り替えるべきである。ゆっくりと泳いだりするのもお勧めだ。太極拳《たいきょくけん》という中国古来の「ゆっくり体操」も、活性酸素を発生させない運動という視点から、理にかなっている。

活性酸素はストレス社会でおきやすい

ストレス状態が続くと活性酸素が発生する。その仕組みはこうなっている。

人間がストレスの状態に置かれると、全身の血管が収縮する。血管の内腔《ないくう》が狭くなるのだ。すると血液が十分に流れなくなるから組織に対する血液供給は低下して組織は虚血《きょけつ》状態になる。虚血状態がひどくなったものが梗塞《こうそく》だ。脳梗塞、心筋梗塞などである。そして虚血に陥った組織では活性酸素が発生する。そればかりではない。ストレスで収縮状態になった血管が開いてくる時にも問題が起こる。血管が開き、血流が再開され血流が増えるのだから、いいことだ、と思いがちだ。

しかし、そこが問題なのだ。虚血状態になっていた組織に血流が再開してどっと血液が流れ込むと、実はその時にもまた活性酸素が発生する。これを専門的には再還流障害（リパーフュージョン・インジャリー reperfusion injury）という。虚血で活性酸素が発生し、血流再開でまた活性酸素が発生する。ダブルパンチ、往復ビンタである。

活性酸素が発生するのは、ストレスだけではなく、紫外線、タバコ、激しい運動であることは既に述べたが、ストレスだらけで暮らす現代の社会ではガンが多い。

もちろんガンの原因は、ストレスだけではないが、ストレスの蓄積でガンになった人たちが私の身近に何人もいる。歴戦の脳外科医たちだ。脳外科医は物凄《ものすご》いストレス下で仕事をしている。特に脳外科がまだ黎明期《れいめいき》であった昔の脳外科医は、本当に大変であった。今のようにコンピュータ画像診断がない時代だから、脳の病気の診断に現在の何倍もの労力が必要であった。治療についても、現在のようにレーザーメス、超音波メス、手術顕微鏡はなかった。手術に膨大な時間がかかり朝から深夜までの手術など、ザラにあった。それに脳外科医の絶対数が足りなかった。現在6000名ぐらいの脳外科専門医が全国にいるが、私の専門医番号は522番、つまり私が専門医になった昭和49年夏には全国に脳外科医がたった500名ぐらいしかいなかった。

交通外傷だ、脳腫瘍《のうしゅよう》だ、脳卒中だと、連日、おおぜいの患者が運び込まれ少数精鋭の脳外科医たちは、本当に文字どおり寝食を忘れて働いた。私が若い脳外科医だった頃に東京大学で私を指導してくれた先輩の脳外科医は優秀な人が多く、わが国だけではなく世界の脳外科をリードするような先輩達であったが、その多くは60歳前後の若さで亡《な》くなった。その死因で多いのが、ガンである。胃ガン、大腸ガンが多く脳出血もある。機能脳外科研究で私ととても親しかったイギリス・バーミンガム大学の初代教授であったエドワード・ヒチコック先生も、手術終了直後にシャワールームで心筋梗塞をおこし亡くなった。60歳とちょっとであった。

今考えても惜しい人材がバタバタと若死にをした。大活躍した優秀な人ほど若死にをした、と言うと、今生き残っている人は不優秀で、あまり働かなかったように聞こえるが、そんなことを言いたいのではなくて、ストレスだらけの中で暮らしている人は、注意をしてください、活性酸素がワルサをしますよ、ということを読者に伝えたい。

長生きの秘密というこの本を私が書くのも、若死にをした、かつての猛烈戦士の先輩脳外科医たちの遺志を継ぐためでもある。

「天野先生、天野クン、君の体験も交えて、ストレスは、からだによくないよ、ということを、しっかり書いて伝えるんだね」

と、よくしゃべり、よく書く私のことを知っていた先輩達から頼まれた仕事のように思うのだ。

6　長生きをするには「本能」を大切にする

いろいろな欲を持ち続けることが長生きの大原則

医学からみた本能は、てっとりばやく言うと、食欲と性欲のふたつである。本能は脳の視床下部《ししょうかぶ》にその中枢《ちゅうすう》がある。動物が生存するための、もっとも基本的なプログラムが本能だ。なぜ本能が長生きに大切なのか？　食べなければ死ぬことはわかるけれども、なぜ性欲が長生きと関係があるのか？　そこのところの話をしよう。

脳の専門医として私は、病院に入院している高齢の男女を診てまわる。回診だ。

「お名前は？」と問いかけても、あらぬほうをボンヤリ見ていて目線も定まらない。

「どこか痛いところはありませんか？　頭とか、胸とか、おなかとか、手足とか？」と問いかけても、やはり黙っている。相当な痴呆《ちほう》だ。年老いたその患者に、

「ねえ、おじいちゃん、あなた、なかなかの男前だねエ、むかし若い頃、だいぶ、何人も女の人、泣かせたんじゃないの？」と言うと、スーッとこちらに目線が向く。そ

こで、

「ねえ、そうでしょ、当たりだよね、ねねっ、どんなタイプの女の人が好きだったの？　丸顔？　それとも長めの顔かな？」そしてたたみかけるように、

「ねえ、あなたの世話をしてくれるこの看護婦さん、好き？　若くてかわいいでしょ？」

回診に同行しているその看護婦の顔は真っ赤になっている。

「ホラホラ、おじいちゃん、見てごらん、ネ、この看護婦さん、恥ずかしがって、顔、真っ赤になってるよね。お名前は、津田さん、って言うんでしょ？　あなたのお名前は津田さんでしょ？」

するとどうだ。それまではウンともスンとも言わなかったその患者がゆっくりと小さな、しかし、たしかな声で、答えた。

「ハイ、ツダです」

痴呆状態で寝たきりに近い状態の高齢の女性も同じだ。

「おばあちゃん、昔はかなりのベッピンさんだったでしょ？　いま79歳だけど60年前の19歳の頃は、男がうるさいぐらいに何人も寄ってきて、なんとかしてくれッて言われたんじゃあないの？　どうですか？」

すると、とたんに、それまでの無表情な老女の顔に動きが出る。じっとこちらのほうを見て、へへへ、と笑うのだ。それまでまったく何の応答もなかったのとは大違いだ。

性欲というと特殊な響きがあるが「異性に対する関心」と置き換えれば視点は広がる。大自然の動物界における「異性に対する関心」は、ハンパなものではない。子孫を残すために命がけ死に物狂いで「異性に対する関心」を実行する。サケのメスとオスはペアになって激流をさかのぼりメスが産卵するとその上にオスは精子を、川の水が濁るぐらいに最後の力を振り絞って振りまき、そして全《すべ》てが終わると、サケは力尽きて死ぬ。

性欲をエロの世界と捉《とら》えるのは、人間の脳が、ある意味では発達しすぎて、大自然における種の保存という性欲の原点から、あまりにもかけ離れたところにたどりついた結果である。だから、種の保存の原則に反するホモセクシュアルの世界は、野生動物の世界にはあり得ない。性欲や性行為は、元来が純粋で神聖なものであるという野生の世界に目を向けることが、長生きには大切だ。

もともとは命がけになるほど大切な動物の行為を仕切っている脳の機能は、生存、そして子孫というさらなる生存の継続のために、一番最後まで残されている脳の機能なのだ。逆に言うと、これが駄目になったら人間、いや動物としては、本当におしまいである。産卵を終えたサケのように死ぬしかない。それでは困るのだ。

ボケたくないなら、仕事は続ける

食欲という本能については言うまでもない。野生動物の世界でエサをとる、エサをとりたいと思わなくなった動物は、死ぬしかない。

医学的にいう本能は性欲と食欲であるが、いずれも「欲」という言葉で表わされているところが大切なのだ。前節でも述べたように、長生きするためには、いろいろな欲を持ち続けることが絶対に必要だ。

私の患者にこんな人がいる。70歳代前半だが大きな会社の会長で、それ以外にも系列会社だの、子会社だの、全部で30くらいの役職を兼務している。

「先生、もういい加減、疲れました、これからは少しずつ役職を減らしていこうかなって最近思うんですがねえ、どうでしょうかねえ？」

「だめだめ、絶対に駄目です。そんなことをしたら、あっという間にボケて、そして気力も衰えヘロヘロになって死にます。長生きをしたいなら、ボケたくないなら、絶対に仕事を続けることが大切。役職をやっているとたしかに気苦労も多いが、それがあなたの脳に刺激を与え、刺激を受けた脳はあなたのからだを仕事に必要な若さに保つのです。まあ、歳《とし》をとって他人の仕事まで取り上げてやろうかナってのは、やり過ぎですが、少なくとも、これまでやってこられたことを投げ出してはいけません。命を投げ出すようなものです。よく言うじゃないですか、あの人もお年を召されて若い頃に比べて、だいぶお人柄もマイルドになり、枯れてこられて、なかなかいい感じですねえって。これが一番危ないんです。人間枯れてくると命のほうも枯れてくる。枯れはじめると、その先あまり長生きをしたというのは、見たことありませんね。いろいろな欲を持ち続けて、もっと見たい、もっと食べたい、これが長生きに大切なんです。お金のことも、もっとお金が欲しいなんていうと、うわあー、サイテー、なんて馬鹿《ばか》にされますから、黙っていりゃあいいんですが、心の中では、もっとお金が欲しいと思い続けてください。金儲《もう》けに関心がなくなった社長の会社は、いずれ倒産でしょ。命だって倒産になります。ヨーシ、もっと事業を大きくしてやるぞと、死ぬ間際《まぎわ》まで思い続ける。ギタギタの金銭欲のある人は年齢より若く見えますし、ちょっとやそっとでは死なない生命力というか、したたかさ、というか、私に言わせれば、命の輝きを持っています」

この話のあと、私は、あの会長さんには、しばらく会っていない。私の迫力に辟易《へきえき》したのか、それとも、なるほどと感じたのか、一念発起してまた元気に長生きレースに復帰し、100歳を目指す長生きマラソンに、たぶん、私の話をときどき思い出しながら、参加していると思う。

脳がもっている最強のプログラムである「本能」、そして最後に残された、もろもろの「欲」を駆使してでも、長生きをしようと思うことである。

7　長生きをするには可能な限りわがままに生きる

反省しすぎると長生きはできない

うつ病の代表的な症状は、寝られない、食べられない、何もしたくない、であるが、もっと病状が進行すると「反省」が始まる。こうなったのも全て自分のせいなのだ、悪いのは自分なのだ、申し訳なかった、すまなかった、と反省し、その延長線上は、自分はもう生きている値打ちがない人間だ、ときめつけて、そして、自ら命を絶つ。うつ病が重症になった段階だけではなく、うつ病から回復してくる過程でも、衝動的に自殺をする場合がある。反省しすぎると人間は弱くなる。

反省をしない人は、周りから見れば、イヤなやつと憎まれるが、反省をしないからヘンに弱気になることもなく、たくましく強いことも事実だ。「憎まれっ子、世にはばかる」とはよく言ったもので、憎まれっ子は強い。長生きをすることは「世にはばかる」ことでもあるから、長生きをするための一つの方法は「憎まれっ子」になることだ。「憎まれっ子」はもちろん反省などするわけはない。だから「反省をしない。わがままに生きる」ことは長生きのコツでもある。

悪い話は聴かないようにする、葬式には行かない

誰だって葬式に行ったら暗くなる。長年の親友がガンで死んだ、あの人の実家がとうとう倒産した、留守の間に隣の家にピッキングで空き巣が入り金めの物を全部持っていかれた、孫が交通事故ではねられた、など、どれもこれも悪い話ばかりだ。悪い話が身近で起こったら、誰だって影響を受け、暗くなる。暗くなったアタマからは暗いプログラムしか湧《わ》いてこない。そんな状態では力いっぱい生きていこうという気力が起こらない。長生きするためには「何事も明るく」でなければいけない。暗い人は、長生きしない。なんでもネガティブに考えるからだ。底抜けに明るいのが長生きの有力候補だ。しかしこんな世の中なのに底抜けに明るいなんて、現実離れしていて、「あの人、だいじょうぶ？　ちょっと、おかしいんじゃない？」ぐらいに思われかねない。だから長生きするのも簡単ではない。

歳をとると大体が「うつの傾向」が強くなる。老人性うつ病だ。北欧などでは老人性うつ病による自殺が多い。秋田県にいる私の知り合いの神経内科医の話によると、

秋田県では自殺が多いという。北欧も秋田も冬が厳しく気候が暗い。そういう気候の影響は無視できないらしい。気候も、だから明るい方がよいのだ。南太平洋の底抜けに明るい気候の中では自殺が起こりにくいことも事実のようだ。気候に占める太陽の役割が人間の精神の世界に大きな意味をもっているのと同じように「心の中の太陽」が長生きには必要である。心の中の太陽の陽射《ひざ》しを閉ざしてしまうのが、悪い話を聞いたり、葬式に出かけることだ。そうでなくても老人性うつ病という曇り空の下を生きている高齢者を、土砂降りのもとに連れ出してはいけない。高齢になると、葬式や通夜《つや》などに行かなくても失礼にはならない。先方だってそれは理解してくれる。高齢者にとって、悲しみごとに出かけるのがからだに悪いことぐらいは、世間の方でもよく分かっている。だから行かなくてよいのだ。出かけるのは、結婚祝いとか、出産祝いとか、創立20周年記念パーティーとか、出版記念パーティーとか、受賞記念パーティーとか、レストランの開店記念パーティーとか、とにかく楽しいパーティーだけにすることだ。

8　長生きをするにはイヤなことを忘れる

イヤなことには集中的にボケる

歳が上になってきてボケ始めても心配は要らない。ボケても、ボケと付き合う方法がある。それは、ボケをうまく活用することだ。イヤなことには集中的にボケる。それには、こうすればよい。頭の中にあるものを全部いちど総点検して整理し、頭の中にあることを二つに分ける。「楽しいこと」と「イヤなこと」に分類するのだ。自分に都合の悪いことやイヤなことは全部ひとまとめにして、ドンと忘れる。頭の中の半分がなくなるのだから、コンピュータで言えば空き容量が増えて脳の中の環境はぐっと良くなる。イヤなことが出て行った後の空き家には「楽しいこと」を少しずつ入れていく。古い家具を処分し捨てた後の家の中は、綺麗《きれい》すっきりだ。空いたスペースに自分のお気に入りの「楽しい家具」をいれる。これが長生きの秘訣《ひけつ》である。イヤなことをいつまでも覚えている人は、不幸だ。不幸な過去をいつまでも引きずっている。

これでは幸せになれない。若いときは頭がしっかりしているから、不幸なことに、記憶のプログラムが良過ぎて、つまらないことまで全部覚えている。頭のいい人は気の毒だ。頭が良すぎるので、イヤなことまで全部がいつまでも記憶されている。これは不幸せというものだ。高齢になってくると、幸いなことに、記憶のプログラムがおとろえてくるから、全部を覚えていることが難しくなる。全部を覚えていることができないのだったら、この際、ちょうど都合がいい、イヤなこと、楽しくないこと、自分に都合の悪いことを、メモリーから追い出してしまう。どうせ、そんなことを覚えていても自分にとっては何の利益にもならない。実際のところ、不愉快な記憶を大事に持っていても、いいことは何も起こらない。百害あって一利なしだ。二度と再び使わない汚れた古着をいつまでも持っているような、愚かなことをしてはいけない。サッサと捨てることだ。脳の機能が老化して物忘れが起きるようになったと思わないで、忘れるという新しい能力を獲得したと思えばよい。未来を明るく楽しいものにするためには、過去を捨てないといけない。不必要なものを躊躇《ちゅうちょ》なく捨てることができる能力を獲得したと受け止めよう。明るく楽しい雰囲気がなければ長生きは無理だ。長命の人たちを見ていると、共通しているのは、みんなどこか明るいところを持った人たちだ。長命の人に、暗い人はいない。そして彼らは、究極のゴーイングマイウェイ、つまり良性のワガママ、自分中心主義なのである。まわりの人に気を使い、遠慮しいしいこれまで生きてきた人は、明日から頭をパッと切り替えよう。イヤなことは、全部、頭の中から捨てるのだ。そのためにはボケを上手に活用する。イヤなことにだけ集中的にボケる。他人や世間に気兼ねばかりをしていた過去を捨てて、自分が楽しいと思う毎日を生きよう。他人や世間はどうでもよいのだ。

そうすれば、間違いなく、長生きは、あなたのものになる。

9　長生きをするには野生動物のまねをする

冬眠をしよう

東京で秋の紅葉、たとえば神宮外苑《じんぐうがいえん》の並木がみごとに紅葉して秋の風情《ふぜい》を楽しませてくれるのは毎年11月末頃である。そして東京での桜の開花は3月末である。秋の紅葉を楽しんだら桜の開花までは、野生動物のまねをして「冬眠しなさい」というのが、高齢の患者に言う私の口癖である。秋の紅葉の終わりから春の桜の開花までは、だいたい4ヶ月、1年の3分の1だが、これまでの人生で精一杯働いてきた人たちだから、1年の3分の1ぐらいは何もしないで、のんびりと冬眠していてもバチは当たらない、というのが私の言い分である。

真夏と真冬とは高齢者にとって最悪の季節だ。真夏は脱水がもとで脳梗塞《のうこうそく》、真冬は風邪をこじらせて肺炎で死亡する人が多い。高齢になると、もっと若い世代に多いガン、心臓病、脳卒中は、死亡原因としてあまり目立たなくなり、がぜん多くなる死因は、真冬の肺炎だ。だから高齢の患者には、秋口にインフルエンザの予防注射を必ず受けてくださいと私は積極的に勧めている。インフルエンザの予防注射をしたからといって絶対に大丈夫というわけではないが、かかりにくいことは事実だし、かかっても症状が軽くて、すくなくとも死亡するなどという事態は、かなり防げる。真冬の季節は高齢者にとって危ない。寒い日は、散歩も、血圧が高くなるから、やめなさいと注意している。何も無理をすることはない、春は必ず来るのだから、そして、もう直《す》ぐそこまで来ているのだから、それまでは暖かくして、大自然に暮らすクマたちの知恵を借りて、そのまねをしなさい、春の到来までは、ひたすら冬眠、冬が過ぎていくのをじっと待つのです、と言い続けてきた。高齢になったら冒険を試みたり、自分を鍛えようとしたりせず、自然の流れにのって大自然の野生動物のように、安全に生きることをモットーにして欲しい。

群れをなそう

人間を、特殊な存在だと過信するところから、いろいろな間違いが始まる。よく考えてみるまでもなく、人間は動物の1種類にすぎない。だから動物の生き方の原点にかえって生きるのが、理にかなっている。動物は群れをなして暮らすのが自然だ。たしかに、一匹狼《おおかみ》という表現はあるけれども、それはむしろ例外的現象で、狼も群れをなし集団で狩をする、狩の名人であることはよく知られている。サルも群れをなして暮らし、そのなかでエサとメスをめぐる浅ましい権力闘争があって、人間社会と似ているなと思うが、良《よ》し悪《あ》しは別にして、動物の生き方の大原則は、群れをなして生きることである。

歳をとって若い頃のような元気がなくなってきたら、群れの持つ活気を思い出そう。そして元気のいい群れの中にもぐりこんで、その中でオシクラマンジュウをやるのだ。群れから元気をもらうのだ。動物の群れの息づかい、群れのにおい、群れの中の喧騒《けんそう》が、あなたに残っている野性に火をつける。そして群れとともに暮らす。家族でもいい、家族でなくてもいい、よく知っている人でもいい、さっき会ったばかりの人でもいい。群れをなそう。群れをなし群れの中で生きることが、あなたを守る。

そして、それが長生きのコツだ。

10 長生きをするには常識を疑い現状に挑戦する

アバンギャルドのすすめ

平凡な日常に埋もれてしまうと、長生きはできない。非日常が必要なのだ。色々なことに挑戦してみる。色々のことを体験してみる。私は62歳になってスキーを始めた。歳《とし》を忘れて常識に挑戦してみる。常識に挑戦したのだ。アバンギャルドとは前衛的と訳すことになっているが、現状に満足せず、非日常を求め、先進的であること、を意味する。アバンギャルドは、歴史を見ると、その出発点においては異端者とみなされるが、その到達点においては時代の先駆者となっている。現状に疑問を抱き、現状を打破しようと1歩以上前に出ることがアバンギャルドの姿だ。地球が動く、などと考えるのは、狂気の沙汰《さた》と思われた時代に、世間の常識を否定し地動説を唱えたコペルニクスなど、世界の歴史を変えてきたのは、まさしくアバンギャルドたちである。異端者とは現状を打破できる唯一《ゆいいつ》の存在であって、アバンギャルドこそが新しい時代の扉を開くのだ。長生きを目指すには、常識に挑戦するぐらいの気持ちを持ち続けることが、あなたを年齢よりも若く保つし、特にあなたの脳が「鮮度」を失わないためには、必要な戦略だ。歳だから、もうとても駄目、と思っていたのでは、長生きはできない。常識にとらわれず、いくつになっても限りない好奇心を持ち、新しいことに挑戦する気力が、あなたに長寿というプレゼントをくれる。昔は100歳以上を目指して長生きをするなどと言うと、アタマがおかしいのではないかと思われた。100歳以上など、とても生きられないというのが世の常識であった。ところがどうであろう。現在わが国には100歳以上の人が2万人もいる。むかしの常識が覆《くつがえ》されたのだ。昔の常識は正しくなかったのだ。だから現在の常識にとらわれることはない。現在の常識だって、未来の常識から見れば、いずれ過去の間違いになる。今日は、明日の昨日になる。

62歳にもなってスキーを始めた私は、たしかに無謀ではあるけれども、脳に新しい刺激を与えるアバンギャルドが、また一つ、私の中で行動を起こした。

父、貞三と早稲田ラグビーの巨星、大西鐵之祐《てつのすけ》

私は、運動神経のほうは、ごく普通なのだが、私の父はスポーツ万能で、バスケットボールの選手として旧制中学（今の高校）時代に有名であった。父はバスケットボールの国体出場選手で、第二次大戦前の神宮大会（現在の国体）に旧制中学生ながらも出場し、活躍した。父の旧制中学の親友で一緒に大暴れした仲間の一人は早稲田大学に進学し、のちに早稲田ラグビーの巨星となり名将として名を馳《は》せ、そして日本ラグビー界の大御所となった。大西鐵之祐さんである。父は大西さんのことを「テツ」と呼び、大西さんは父のことを「テコ」と呼び合って晩年まで親交が続いた。私の父の名前が貞三だったからテコで、テコとテツは共に脚が速かった。テコとテツは共に手を携えて早稲田に進学し「都の西北」をあらん限りの大声で歌って早稲田でも大暴れしようと思っていた。テツは陸上競技の選手として早稲田に入学したが、父の父、つまり私の祖父は、当時の日本では目新しかったアメリカ生まれのスポーツ、バスケットボールに全く理解がなく「底の抜けたカゴにタマを入れても何にもならん」と言って、父が早稲田に行くことを認めなかった。そんなわけでテツは早稲田に進学したが、テコは早稲田行きをあきらめ、バスケットボールの才能を見込まれて大阪の大丸百貨店の実業団にスカウトされた。

父は、終生、じめじめした既成概念を嫌い因習的な島国根性こそ社会の害と考えていた反骨のアバンギャルドであったし、日本ラグビー界の理論的支柱ともなった大西鐵之祐さんは、それまでの古いラグビーを変革したアバンギャルドであり、その新しい戦術、戦略、闘争の精神はまさしく敵の虚をつく「前衛的で革新的な」ラグビーの新しい神髄を作りあげた。大和から生まれ出た二人の大暴れ少年に共通する心はアバンギャルドそのものであった。

父の話が長くなったが、ひょっとして私が62歳でスキーを始めたのも父からの遺伝子が少しワルサを始めたのかもしれない。

死ぬまでアバンギャルドであり続けたい私も、最近は昔と体型が変わってきて、おなかが出っ張るようになった。太目のアバンギャルドなんて迫力がない。87歳の高齢になっても毒舌にかげりが見えない私の母は、こんなことを言う。「うちのご先祖サンには、歳をとってからアンタのようにハラが出てきた人は居ませんでしたナア。だから、アンタは、ご先祖とは違う死に方をするんと、ちがいますか……」というのが、一人息子の死に方に関する母の予感である。私の4人の祖父母のうち3人は、ガン、脳卒中、糖尿病で死に、あとの一人は、当時としては高齢の89歳の長寿を全うして大往生した。4人の祖父母にないのは、心臓病と痴呆《ちほう》である。母の予想が当たれば、私は心臓病で死ぬか痴呆にならなければならない。心臓病で死なないようにと、私は毎日のように納豆を食べているし、痴呆になんかなってたまるかと、ボケずに長生きする秘密のこの本を、まじめに書いている。

11　長生きをするには泳ぐ

平成17年正月元日に私のところに届いた年賀状の中に、こんな1枚がある。

「謹んで新年のお慶《よろこ》びを申し上げます　平成17年元旦《がんたん》　お蔭様《かげさま》で毎日を元気に過ごしております　今年もただ一途《いちず》に一本道、泳いで、泳いで、魚になります　山田英太郎」

泳いで、泳いで、魚になるって、いったいどういうことなのか？

山田さんは私が出版した本の登場人物である。私が新潮社から出版した『そこが知りたい「脳の病気」』という本の第三話「脳梗塞のはなし」の中で「おサカナになった山田さん」というタイトルの中に登場する主人公である。彼は脳梗塞になったが懸命のリハビリと京都人の持つ粘り強さで全《すべ》てを克服し、回復してからはバンバン泳ぎだした。得意種目は平泳ぎである。高齢者の水泳競技大会で新記録を作り、いろいろな大会に出て片っ端からメダルを取った。最近は沖縄にまで出かけて、なんと海の遠泳競技にも出場し優勝した。山田さんは昭和7年の生まれだから今年74歳になろうかという人である。だから私は彼のことを、「山田さんは人間であった頃に脳卒中を起こしたが、おサカナになってからは脳卒中は起きていない」と書いて、私の本の読者仲間では一躍有名人になった人だ。

水泳は全身運動であり、スポーツの中ではもっともお勧めのスポーツだ。水泳の効用はいろいろあって、全身の筋肉の適度でかつバランスの取れたトレーニングであるばかりか、肥満対策にはもってこいだし、心臓や呼吸機能の向上にも有効だ。水泳を始めて喘息《ぜんそく》が治ったという話もある。肩こり、首の凝りが改善するのはもちろんである。それに、泳がなくても水に浸《つ》かるということ自体が精神心理的によい影響を及ぼす。メンタルヘルスの分野のいろいろな病気の治療として、患者をプールなり海なりに連れ出し水に浸かってもらうだけで、かなりの効果がある。陸上動物であるわれわれ人間は、異質な環境である水中に身をおくことで、動物としての原始的な緊張感や新鮮な刺激感をからだに感じて脳を活性化し、その人の精神心理に好影響を及ぼすのだ。

さらに最近、スイミングは、ファッションとしても、モテモテのスポーツだ。オリンピックのメダリストの活躍で、カッコイイスポーツ、やってみたいスポーツとして、とても人気がある。ちょっと前までは、なかなか世界の舞台で水泳日本は勝てず、暗い時代がしばらく続いた。最近は様変わりで再び水泳王国復活の兆《きざ》しが見える。その理由は、トレーニング方法が科学的になったこともあるが、やはり競技人口が増えたことが大きな要因ではないかと思う。

オリンピック連続金メダルの鶴田義行選手から教えられた泳ぎ方

わが国における水泳競技人口の増加の主因は、なんといってもオリンピックでの日本選手の大活躍だ。前畑ガンバレ、フジヤマの飛び魚、古橋など、かつて日本中を熱狂させ若い人々に夢と希望を与えた水泳人は多い。その一人である鶴田選手はオリンピックの平泳ぎで金メダルを取った名選手であったが、私は子供の頃、この鶴田選手に平泳ぎの手ほどきを受けたことがある。私の平泳ぎの先生だ。

私は、小学生の頃、両親に連れられて愛媛県松山市郊外の梅津寺《ばいしんじ》海水浴場で毎年の夏休みを過ごしていた。鶴田先生は地元の子供に泳ぎを教えておられたが、私もその中に加えてくださって、自ら私の足を摑《つか》んでキックの正しい方法などを教えてくれた。鶴田義行選手は鹿児島県の出身で身長が1メートル71センチ。私が小学生であった昭和25〜26年ごろに梅津寺海水浴場の水泳学校でお会いした時の鶴田先生は47〜48歳であった。今でもはっきりと私の脳裏に残っている鶴田先生は、真っ黒に日焼けし、がっしりとした体格で、やや面長の、落ちついた風貌《ふうぼう》のお顔である。小学生を一人ひとり丁寧に指導された。

私はそれまで自己流に「カエル泳ぎ」をしていて「平泳ぎをしているつもり」であったが、静かな口調で「それはちがう、正しい泳ぎ方はこうだ」と言われて指導してくださった。一つは、両脚をそろえてまっすぐうしろに最後まで蹴《け》ること、二つは、まっすぐうしろまで蹴り終えたら両脚を開きできるだけ手前まで引き寄せて両足をそろえること、三つには、そろえた両足の裏でまっすぐうしろに水を蹴ること、四つ目は、両腕のかきかたは、ゆっくりとかいた方がスピードが出ること、であった。パタパタ、バタバタ泳ぐのではなく、全体としてゆったりとしたリズムで泳いだ方が、スピードが出る、1回1回のストロークの効果を出し切ってから次のストロークに入る、という指導法は、とても新鮮に思えた。実際、パタパタ、ハアハアと泳ぐよりも、はるかに速く泳げる。テレビのオリンピック中継で平泳ぎのストロークを見ていると、今の泳ぎ方は違うようだけれども、ああいう泳ぎ方は、せわしなくて好きになれない。特に高齢の人が楽しみながら泳ぐには昔の泳ぎ方が適している。

鶴田義行選手は、とにかく、すごかった。同じ平泳ぎの今の北島康介《こうすけ》選手もビックりの大記録をオリンピックで作った。鶴田義行選手は子供の頃2歳年上の兄に川に投げ込まれておぼれた経験から水泳に興味を持ったという。呉《くれ》の海軍に水兵として所属していた時に艦長から泳ぎの競技会に出てみたらと言われてオリンピックへのスタートが始まった。才能があることを見抜いた人がいたのだ。1928年（昭和3年）8月8日の第9回オリンピック・アムステルダム大会男子200メートル平泳ぎで、当時の世界記録保持者のラデマッセル（ドイツ）を制し金メダルに輝いた。タイムは2分48秒8。24歳であった。ラデマッセルの世界記録2分48秒0は、速いタイムが出る25メートル短水路での記録であったから、2分48秒8は事実上、世界記録でのオリンピック金メダルであった。このアムステルダム大会の時の金メダル仲間が、後に述べる三段跳びの織田幹雄である。

そしてもっとすごいことに、その4年後の1932年（昭和7年）第10回オリンピック・ロサンゼルス大会の男子200メートル平泳ぎで、またもや金メダルを取ったのである。タイムは前回オリンピック記録を3秒以上もちぢめる2分45秒4であった。このときの鶴田選手の年齢は28歳。水泳選手としての年齢的なピークを過ぎていたにもかかわらず、オリンピック水泳で2連覇という大記録を作った。このロサンゼルス大会の時の金メダル仲間が、後に述べる三段跳びの南部忠平《なんぶちゅうへい》である。またこのロサンゼルス大会では後に述べる前畑秀子が200メートル平泳ぎでわずかの差で金メダルを逃し銀メダルに終わっている。2004年アテネ・オリンピックでの北島康介選手の200メートル平泳ぎ金メダルは2分9秒44。現在の世界記録は、やはり北島選手が作った2分9秒42だ。北島選手は1982年の生まれだから今年24歳になる。まだ若い。次のオリンピックで連覇して、昔の鶴田義行選手の大記録に並んで欲しい。実は、北島選手の誕生日は私と同じ9月22日。だから、だから……、子供の頃に指導してくださった同じ200メートル金メダルの鶴田義行先生と、頭の中で、かなり重なるところがあって、特別の思い入れがある。

ガンバレ！　ガンバレ！　キ・タ・ジ・マ

私はすっかり忘れていたが、先日、私の中学の1年後輩から、ご家族の病気のことでお手紙をいただいた時に、そのなかで、私が校内の水泳大会の平泳ぎで優勝したことを懐《なつ》かしく思い出していると書かれてあった。今は禁止されている潜水泳法で泳いだらしい。私のもっとも得意なスポーツは今も水泳である。それは、毎年の夏休みを海辺で過ごさせてくれた両親と、手取り足取り平泳ぎを教えてくれたオリンピック2連覇の大記録をうち立てた水泳の名人、あの鶴田義行先生のお陰であると思う。

猪飼道夫《いかいみちお》先生の思い出

水泳を長生きに生かすには専門家の指導を受けたほうがよい。水泳科学という分野が注目を浴びている。これは、いかにして速く泳ぐかを科学的に研究するというよりは、むしろ、もっと本質的な問題、つまり健康と水泳とのかかわりを科学的に研究するという大きな目的がある。日本水泳連盟は水泳科学研究会を開催しこの分野に力を入れている。水泳の場合の「運動処方」の原則はアマチュア、特に高齢者の場合は「楽にやる」ことが大切で、「苦しく感じる」や「めいっぱいやる」は禁物だ。各人各様の身体的あるいは年齢的要因が同じではないから、プールに附属する施設で健康体力相談を受けるとよい。水の中では、水圧でおなかが圧迫され横隔膜は上に上がっているので水の外における呼吸運動とは状態が異なってくる。また、一般に運動中は脈拍数が増えるが、水の中での運動は、水の外での運動にくらべ脈の増え方が少ない(潜水徐脈)という現象が起きる。このように、心肺機能に変化がおきるので、高齢者で呼吸機能や心臓の機能に障害がある場合とか高血圧がある場合には、事前に医師によく相談をしてから始めるべきである。

私が東京大学の学生であった頃、とても目をかけてくださった猪飼道夫《いかいみちお》先生は、医学部生理学教室の助教授から教育学部健康体育学講座の初代教授となり、東京オリンピックの日本代表選手に生理学の視点から見た科学的トレーニングを指導した。わが国のスポーツ生理学の先駆者である。当時まだ健在で、わが国陸上競技界の神様的存在であった南部忠平《なんぶちゅうへい》ロサンゼルス・オリンピック金メダリストに「走り」の基本動作をしてもらい、それを筋肉生理学の観点から分析したり、オリンピック代表選手が競技したあとの血液中の乳酸を測定したりした話を、新宿にあった猪飼先生のご自宅で聴くのが、とても楽しかった。猪飼先生は、同じく日本陸上界の重鎮であったアムステルダム・オリンピックの金メダリスト織田幹雄さんとも、親しかった。日本で初めて行われる東京オリンピックを迎えるにあたり、かつての陸上王国ニッポン復活をかけた二人は、新しいスポーツ生理学の成果を取り入れて秘策を練った。

現在の日本の陸上競技は、世界のレベルで戦えるのは女子マラソン、ハンマー投げくらいで、それ以外はちょっと寂しい状況だ。しかし、昔はちがった。世界をあっといわせた巨人たちがいた。その代表が織田幹雄と南部忠平である。二人とも早稲田大学の出身である。ワセダは日本の陸上王国であった。織田幹雄は１９２８年（昭和3年）の第9回オリンピック・アムステルダム大会の三段跳びで金メダルを取った。南部忠平はその4年後の１９３２年（昭和7年）の第10回オリンピック・ロサンゼルス大会の三段跳びで15メートル72の世界新記録を出し、金メダルを取った。また彼がその前年に走り幅跳びで出した世界記録7メートル98センチは、その後、なんと39年間日本記録を維持した。南部忠平さんは1997年93歳で天寿を全うされたが、その大活躍を記念して1988年から南部忠平記念陸上競技大会が開催されるようになり、2005年には第18回大会が行われている。大会の事務局は、北海道出身であった南部忠平さんを顕彰して、札幌市にある。

話を猪飼先生に戻そう。

東京オリンピックのハイライトは、やはり、最終日のマラソンであった。猪飼先生は私に特別に入場切符を一枚くださったので、私の父は特等席でアベベ・ビキラが1位で競技場に走りこんでくる姿を目《ま》の当たりにすることができ、大感激であった。猪飼先生はスポーツ生理学の先駆者として多くの後輩学者を育てられた。先生は、人間、そして、その人の人生を見とおす力を持った思想家でもあった。先生は昭和13年に東京帝国大学医学部を卒業されたが、在学中に生理学の橋田邦彦教授の「正法眼蔵《しょうぼうげんぞう》」を読む禅の研究サークルに参加されていて、難解な仏教哲学を自分の頭で消化するだけの力を持っておられた。若い人間に不思議な影響力を与える力は、そのあたりから出てくるのだろうと思っていた。そして、抜群に絵がうまかった。どこへ行くにもスケッチブックを持っていかれて、いろいろなものの姿かたちをお描きになった。先生から頂いた何枚かの絵が私の手元に残っている。人望があった先生は、東京大学の教育学部長の要職も務められたが59歳のとき現職のまま冬の那須《なす》の別荘で亡《な》くなられた。心筋梗塞《しんきんこうそく》であった。

63歳になった私が、いまプールでゆっくりとブレストストロークの腕をかくときに、なぜか猪飼先生のこと、そして、大きな、大きな、鶴田先生が心に浮かぶ。私の精神の世界に、深い影響力を残した巨人である。

「前畑ガンバレ！」感動が長生きにつながる

この本の冒頭で書いたように、私の母久子は「泳ぐ怪物」である。87歳の高齢にして1回に泳ぐ距離が600メートル、それを1週間に3回、バタフライを含め全ての泳ぎかたをするから、400メートル個人メドレーを一人でやってのける。背泳100メートル、平泳ぎ100メートル、バタフライ100メートル、自由形100メートルを連続で次々に泳ぐ。気の遠くなるような怪物だ。

ところがもっと驚いたことがある。母は、昨年の正月に、母と同居している孫娘つまり私の長女と一緒に私の家にやってきた。私の家にはお客が寝られるベッドは一つしかない。アメリカ製のやや大きめのベッドではあるが、そこに母と私の娘とが一緒に寝た。ほかに寝る場所がないから仕方がない。具合の悪いことに娘はカゼの真っ最中で熱もあり、ゴンゴンせきをし、痰《たん》もけっこう多い。同じ一つのベッドで一緒に寝てカゼが母にうつりカゼから肺炎になって死んだら……と思うと、正月早々から暗い気持ちになった。高齢者の死因で多いのは、87歳ともなると、ガンでも心臓病でも脳卒中でもなく、肺炎であることは医者である息子の私が一番よく知っている。「これはおばあちゃんを死なせないための命令だ！　直《す》ぐに飲みなさい！」と言って娘には大量のカゼ薬をのませたけれど、夜中でも娘の咳《せき》が止まっていないことは隣の部屋に寝ていてよく分かる。多分、これではカゼが母にうつっているだろう。同じベッドで一緒に寝ていて、うつらないほうがおかしい。もし母が肺炎になったら内科の先生に頼んで入院させるしかない、とハラを決めた。

ところが、ところが、である。翌朝になってみると、母は、ケロッとしている。その次の日も、またその次の日も、母は元気で、咳も鼻水もなく、正月料理をおいしい、おいしい、幸せだといって食べ、すこぶるご機嫌なのだ。カゼ患者と一緒に寝ても、カゼがうつらない。ヘンに元気なのだ。いつも、いつも、水泳をやっていると、どうやら免疫能《めんえきのう》が良くなって、からだに抵抗力がつきカゼウイルスを撃退できるのだ。プールに通っているほかの人からも、泳いでいるから、カゼはあまりひきませんねえ、という話は時々きく。やっぱり本当なんだナ、と思わずにはいられない。

母が87歳になった今も怪物のように泳ぐその背景には、あの「前畑ガンバレ」がある。

前畑秀子さんは、1936年（昭和11年）8月11日、第11回ベルリン・オリンピック大会の200メートル平泳ぎでドイツのゲネンゲルを制して金メダルに輝いた。前畑3分3秒6の世界新記録、ゲネンゲル3分4秒2、その差わずか0秒6つまり1ストロークの差であった。その様子はラジオで実況放送された。試合はベルリン時間の午後3時40分に行われた。日本は真夜中であったが日本中がラジオの前に釘付《くぎづ》けになった。実況中継するラジオのアナウンサーの声はゴール直前に絶叫状態になり「前畑、ガンバレ、ガンバレ、ガンバレ」を連呼し、他の音がかき消されるほどの大興奮状態であった。そのアナウンサーは、NHKの河西三省《かさいみつみ》さん。冷静で客観的であるべきアナウンスが、われを忘れた大興奮、絶叫状態となったが、後にも先にもないこの新鮮で臨場感あふれるアナウンスは、そういう意味で、歴史に残るものとなった。河西アナウンサーは「ガンバレ」を24回、「勝った」を18回、絶叫したのだ。感動が日本中を包んだ。日本女子初めてのオリンピック金メダリストの誕生であった。

前畑秀子さんは、その4年前のロサンゼルス・オリンピック200メートル平泳ぎでで0・1秒のわずかの差でオーストラリアのデニス選手に惜しくも敗れ銀メダルに終わった。18歳だったが、その時の雪辱を4年後のベルリンで見事に果たしたのである。河西三省アナウンサーも前畑さんの前回の惜敗を知っていたから、また惜しいところで負けるのではという思いで興奮・絶叫状態になったのであろう。前畑さん自身もベルリンで金メダルを逃したら日本に帰る船から海に飛び込んで死のうと決意していたという。

前畑さんもアナウンサーも、そして日本人全体が一丸となって、前畑さんが今度こそ雪辱をとげることを熱望していた。4年前にロサンゼルスで銀メダルをとって帰国した前畑さんに、当時の東京市長の永田秀次郎が目に涙を浮かべて、日本人女子で金メダルを取れるのは前畑しかいない、次のベルリン・オリンピックで金メダルをめざして欲しいと励ましたエピソードがある。だから4年後のベルリン・オリンピックでは日本中が熱狂状態で前畑の勝利を待っていた。

前畑秀子さんは1914年（大正3年）5月に和歌山県橋本町で生まれ、自宅近くの紀ノ川で泳いで力をつけ、小学校5年生の時、大阪の浜寺《はまでら》プールで平泳ぎ50メートルの小学生女子日本記録を出して注目され、日本で初めての室内プールができたばかりの名古屋の椙山《すぎやま》女子専門学校にスカウトされ専門的な訓練を受けた。ベルリンで金メダルを取ったあと医師と結婚して兵藤《ひょうどう》秀子さんとなり水泳の指導者として活躍した。昭和40年代からは水泳選手の指導だけではなく、一般の人が水泳に親しむようにと「ママさん教室」を設け、スポーツの普及と振興に大きな貢献をされ文化功労者にえらばれた。

昭和58年に脳卒中を起こされたが懸命のリハビリで回復して水泳指導を続け、アメリカ・フロリダ州にある国際水泳連盟殿堂入りをし、また、かつて金メダルを争ったドイツのゲネンゲルと再会して二人で泳いで話題をさらい、つねに人々に勇気と夢を与え続けた。スケールの大きなスポーツ人であったが1995年2月に80歳で亡くなられた。

私の母は大正7年7月の生まれであるから前畑さんの四つ年下であるが、同じ世代の女性が水泳で大活躍し国民的英雄となったことに大きく影響されないはずはなかった。前畑さんの郷里、和歌山県の隣の奈良に生まれ育った母は地理的にも近い前畑少女に親しみを感じていたと思う。当時奈良にはプールなどはなく、母は子供の頃大阪の浜寺や三重県津市の海岸で夏休みを過ごし、海で泳ぎに泳いだらしい。前畑さんは小学校5年生のとき、その浜寺プールで小学生女子の日本記録を作ったから、ますます子供心にも前畑さんに憧《あこが》れ水泳が好きになっていったのであろう。

母は87歳の現在も泳ぎ続けているが、同世代の女性のオリンピック大活躍が大きな影響を与えた。子供の頃の大きな感動が長生きにつながった。母もまた、オリンピック水泳選手の大活躍に感動したオリンピックの申し子なのかもしれない。87歳になっても続けられるスポーツは他にそうはない。

長生きには、どうやら水泳がよいらしい。

12　長生きをするには家族の愛情が要る

抱きしめること、抱きしめられることの大切さ

本当は、大家族の方が長生きによい。しかし核家族が普通になったわが国の現状では、大家族は、夢のまた夢である。大家族の中での暮らしには動物の暮らしの原点がある。長生きするには原点の暮らしが、本当は、あった方がよい。大家族の中にある肌のぬくもりは、万病に効く「くすり」だ。特に親が子に与える肌のぬくもりと動物的な皮膚感覚は、説明を超えた世界のそのまた向こうにある不思議な力である。子供の頃に思いっきり抱きしめられたことのない人は不幸である。思春期以降にぐれたり非行に走る。

アニマルセラピーというのがある。うつ病や引きこもりなどといったメンタルヘルスの分野で有効な治療手段である。ようするにペットを飼ってペットとふれあうことが人の心の修復に有効なのだ。ペットを抱きしめることが、抱きしめられたペットだ

けでなく、抱きしめた人の心にもハッピーな世界を作り出す。

私の専門は脳の医療、脳の研究であるが、たとえば猫好きの人が猫を膝《ひざ》に抱いてなでているときの、なでている人の脳のはたらき、心の状況は最良である。なぜかというと、アルファ波がいっぱい出ているのだ。アルファ波というのは脳波を記録したときに周波数が8〜12ヘルツの波をいう。無心の境地、究極の幸せ感に浸っているときにアルファ波が出ている。アルファ波が沢山出るような暮らしをすることが長生きにつながる。

「しっくり抱っこ」という言葉はたぶん標準語であろうと思っていたら、「それ、どんな抱っこなの?」と訊《き》く人もいるから、「しっくり抱っこ」は、私の生まれ育った関西とりわけ奈良、大和の言葉ではないのかと不安になりだした。

いや、いや、そんな筈《はず》はない。「しっくり」は古い歴史のある日本語で、古くは「ちくりと刺されるさま」を表わす言葉であったが、現在では「物事や人心がよく合うさま。折合いのよいさま」を表わす表現で「夫婦の仲がしっくり行かない」などのように使われていると広辞苑《こうじえん》にある。「おもいっきり」とか「ぴったり」とか、あるいは「過不足なく」とか、「密着したようす」とかを表す言葉が、「しっくり」の解説になる。

「しっくり抱っこ」は脳にアニマルセラピー以上の効果をもたらす。心の万病に効く薬だ。「しっくり抱っこ」は子供を非行に走らせないための特効薬、子供を豊かな心を持った大人に仕上げていくための親から子への贈り物であり、そして、「しっくり抱っこ」は、なによりも、長生きの妙薬である。スマトラ沖大地震での津波で親子が離ればなれになり、救助された子供が施設に収容された。しかし、あまりのショックで精神に異常をきたしていた。２ヶ月近くたって、母親も救助され別の場所で生存していることが分かり、子供は奇跡的に母親の元に戻ることができた。抱きしめた母親の涙はとまらなかった。そしてその母親は神への深い感謝の念とともに一晩中子供を抱きしめて寝た。そうすると不治と思われた子供の精神状態がみるみる回復を始めたという。

「しっくり抱っこ」は、人種、文化、時代を超えて、人間の心の深い傷を治せる、ほとんど唯一《ゆいいつ》の、神からの妙薬である。

13 自分の脳が衰えてきたら「まわりの人」の脳を使う

昔は多分、ブリジット・バルドー

私は、この本の最初のところで、ボケないで長生きをするには、自分のことは自分でやることが大切だと書いた。しかし、歳《とし》がもっと上になって、いよいよ脳の衰えが目立つようになり、それが困難になってきたら、どうするか？　その時は、素直に「まわりの人」の脳を活用するという作戦に変えていく。

「まわりの人」とは自分の周辺にいる人のことである。家族でもよいし、家族でなくてもよい。配偶者は何年も前に死んでしまった、娘、息子、孫も遠方にいて身の回りに家族が居ないなら、要するに、誰でもよいのだ。毎日の身の回りの面倒を見てくれる介護の人、いつも行く病院の待合室で会う顔見知りの人、ご近所の人、ゲートボールの仲間、一緒にカラオケに行く歌の仲間、民謡愛好会の皆さん、碁の仲間、生け花の仲間、フラダンスの仲間、絵の仲間、散歩で知り合った人、公園のお掃除に来るオバちゃん。家族が身の回りに居なくて一人暮らしだけれども、実際は、世の中のいろいろな人の輪の中で、人間は生きている。

フラダンスってほんとかな、と思うかもしれないが、高齢になってもフラダンスを続けている元気印の女性患者が私の外来にやってくる。それも、ただのフラダンスではない。フラダンスを教えに行くのだ。フラダンスの大ベテランと他人から言われ、昔からフラダンスを教えているから、うちにも教えに来て、みんな待ってるわよ、お願いします、といまだにお呼びがかかる。あっちこっちから引っ張りだこなのだ。こんな歳でもフラダンスができるのだということを見せると、なんだか、だんだん、みんな、元気になるみたいです、と69歳の、かなり太目の、その患者さんは言う。昔はグラマーで、たぶん、ブリジット・バルドーを小さくしたようなミニ・ダイナマイトだったに違いないその患者さんも、今はただひたすら体重が減らないことに悩まされ、体重オーバーのために心臓と血圧が悪い。それでもフラダンスは絶対にやめない。たぶん、死ぬまで続ける気なのだ。

バカだなんて言ってはダメ

82歳の男性患者、田中さんが家族に連れられて、私の外来にやってきた。少しボケているみたいなので一度、脳の先生に診てもらおうと家族が勝手に決めて、本人はあまり強く希望したわけでもないのに、連れてこられたのである。

「お名前は？」

「お歳はいくつですか？」

「生年月日を言ってください」

「ご住所は？」

スラスラスラ、スラスラスラ、と全部正解である。戦時中は中国大陸で偵察機に乗っていたエリート将校で離着陸した飛行場の名前など正確に覚えている。ちっともボケてはいないように見えるけれど、毎日一緒に家で暮らしていると、トンチンカンなことを言うんです、と奥さんはこぼす。ちょっとやそっとの外来診察では分からないようなボケがある。奥さんもけっこうな歳で、実は、この病院のオーナー先生の妹なのだ。兄妹なので顔や話し方までかなり似ている。

「いやー、ちっともボケなんかじゃないですよ、自信を持ってくださいね、田中さん」

「右あしは子供の頃に軽いカリエスをやった関係で、今もちょっと不自由でツエ使いますけどね、あとは自分では、どーってことないと思うんですが、家内から、なに言ってんのよッ！　て、叱《しか》られるんですけどね」

「あのお、先生、主人がまちがいをしたり言ったりした時は、その場で訂正してはいけないんでしょうか？」

「いや、それは違いますよ。一回一回その場で、いまのは間違いです、ほんとはこうですよって、訂正してあげてください。ただねえ、言い方、表現は気をつけないとね。こんなの、できないのか、こんなの、分からないのかって、バカだナンだ、みたいなことを言うと、それはダメです。カチンときて二度と言うことなんか聞かないぞッて事になりますから」

「よーく、分かりました。気をつけてはいるつもりなんですけど、これから、言い方にはもっともっと気をつけます」

「あのね、田中さん、世間じゃあ、物忘れ、物忘れって言いますが、歳をとって脳が老化してくると、落ちてくるのは記憶力だけではなく、理解力、判断力もはたらきが落ちてくる。大体からして82年間も部品交換なしで走ってきた自動車なんですから、エンジンだってタイヤだって、バッテリーだってナンだって、もうボロボロなんです。車なら考えられないことなんだけど、人間のからだっていうのは凄《すご》いんだな。部品交換なしで82年も使えるんですからね。そしてこれからも長生きの中で使っていく。だからクルマの手入れなんてメじゃないぐらいに体の手入れは、本当にマメにやらないと、いけないんです。脳はからだの部品の一つと考えましょう。しかし何度も言うように、車みたいにこの部品を取り替えるわけにはいかない。じゃあ、どうしたらよいか。それは、まわりの人の脳を活用するんです。いいですか、この診察室にはアタマは何個ありますか？　あなた以外にこの部屋に誰が居るかというと、私と看護婦さんの高橋さんと、あなたの奥さんと、あなたの娘夫婦お二人、あなた以外に全部で5人がこの部屋に今いますね。つまりあなたの脳以外に5個の脳があるんです。だから自分の脳が歳で衰えてきて、昔ほどパッパッパとアタマが働かないわけですから、理解力だって判断力だって、みんなペケになりつつあるわけだから、ペケの脳で無理をしてはいけない。車でいえばボロボロのエンジンで昔みたいにババーッとぶっ飛ばそうとするようなものだから、あっという間に脳、つまり人生は、ジ・エンドになります。どうしたらいいか。それは、まわりの人の脳を借りるんです。ここにいる5個の脳を借りて、僕はこれが判断できない、僕はあれがどうしても思い出せない、話の内容が理解できない、って時に、じゃあ、これ、わかんないから判断してくれ、理解して説明してくれ、とお願いすれば、まわりの5個の脳がダダッとはたらいて、あなたにとって最善の判断を、あなたのためにしてくれる。家族であろうが、なかろうが、まわりの脳を活用しながら生きていく、これが長生きの秘密の一つです」

「いやあ、それはわたしもね、ちょっとは、そういう風には、やっているんです。経理の仕事なんかは娘婿《むすめむこ》が頑張ってくれるものですから、やってもらっているんです、(婿さんを振り返りながら)ね、そうだよね」

「いやいや、どうも、どうも。任されるこちらのほうは責任重大なんですけどね」

「こんなしっかりした娘婿さん、おられるんだから、経理のアタマだけでなく、他のアタマも借りるようにされたらいいですよ。だいたいからして、80歳を過ぎてから、お金の勘定なんかしていては、いけない。数字を心配していたり数字にとらわれていては、とても長生きはできない。そんなことは、ドーンと誰かに任せて、のんびり、ゆったり、堂々と、これからの人生を、うんと楽しく生きていくのです。自分以外の脳を十分に活用させてもらって生きるのです。アタマの使いよう、つまり心の持ちようを、どうするかによって、長生きかどうかが決まるのです。だから、長生きの秘密は、脳の中にあるのです」

14　死ぬ間《ま》際《ぎわ》まで努力をする

石田三成の執念

短気の人は、長生きできない。

エーイ、こんなものやってられるか！　とかんしゃく玉を爆発させたり、セカセカ、セカセカ、と焦《あせ》る人、カーッとアタマに血がのぼり舞い上がり易い人、慌《あわ》てふためくパニック族も、長生きは無理だ。だいたいからして、歳をとるとボケるか気が短くなるかすることが多い。

異常に気が短くなるのは、ボケの症状の一つでもある。脳のブレーキが老化で壊れているのだ。感情失禁というのも、ボケの初期の段階で見られることが多い。喜怒哀楽が激しくなり、ちょっとしたことでバカ喜びしたり涙もろくなったりする。まるでオシッコが尿道から漏れる尿失禁のように、感情が脳から失禁するのだ。感情失禁は、脳の中では視床下部〜大脳辺縁系《だいのうへんえんけい》および前頭葉の機能低下によって起こる。

歳をとって、やたらと怒鳴りまくる社長さんや重役、大学教授がいたら、脳が壊れかけていると診断してよい。ボケの初期には感情が不安定だから、おだてに乗りやすく、口上手な部下を忠臣と思い込んで次期社長に指名し会社が倒産しかけたり、ヘンなものを売りつけられて詐欺《さぎ》商法の餌食《えじき》になったりする。これでは長生きは、とうてい無理だ。

気が短いから、棺桶《かんおけ》に向かってまっしぐら、他人がやってくれるのをジッと待つなんてことは、とてもできない。自分から棺桶に飛び込んで、自分で棺桶のフタを閉めるのではないかと思うぐらい、短気、短気の、江戸っ子のおばあちゃんや、オヤジを知っている。

食事なんかも、とんでもない早食いで、ちゃんと嚙《か》まないから、あなた、胃のほうは大丈夫ですか？　と訊《たず》ねると、胃？　へーチャラですよ、ぜーんぜん、問題ありません、とくるから、何を言っても無駄だ。長生きをすることなんかハナから頭にないから、長生き願望族とはまったく別の路線を暴走中である。長生きをしてやろうと心深くに決意し、そのためには、なにをするかしないかを、じっくり冷静に考える人たちのことを、暴走路線を驀進《ばくしん》中の年寄り連中は、バカにしている。

人生はねえ、牛のよだれみたいに、でれーッと長生きするなんて、金輪際、真っ平ごめんだねェ。先生、どう思います？　と訊ねるから、それはねえ、まさしく特攻隊だ、しゃにむに突っ込んで最後は、バァーンで終わりですよ、とたしなめても、いやいや、あたしゃあねえ、特攻隊、大賛成ですよ、昔から、特攻隊にあこがれていたからね、人生は太く短くデスよ、細く長く生きるなんて、そんなしみったれた野郎とは、口利《き》きたくないねえ。

私はこんな意地っ張りな患者にも、なんとか長生きをしてもらいたいと、40年近く医者をやってきた。いいですか、死んだらホントに何もありませんからね、と言い続けながら。

長生きをする人は、普段から長生き努力というものを続けている。そして死ぬ間際まで生きようと努力をする。臨終間際まで渾身《こんしん》の努力をする患者に、動物としての命の最後の輝きと踏ん張りを見せられて、静かな感動があたりを支配したことが何度も何度も、あった。

石田三成（１５６０〜１６００）の話をしよう。歴史上はあまり評判の良くない人ということになっているが、それは関が原で勝ち残って天下を取った徳川方が敗者に下した不当な作り話だと私は思っている。歴史は、勝者が自分の都合のよいように敗者をおとしめた上で好きなように書くフィクションであるというのが私の持論だ。

関が原の戦いに敗れた石田三成は、かろうじて戦場から逃れ野山をさまよっていた。そして下痢をしていた。野山の水を飲んだからであろう。しかし、とうとう東軍の追っ手に捕まった。隠れ潜んだ村からの密告によるものである。石田三成は京に連行され首をはねられた。三成の首をはねるよう命じられた侍は斬首《ざんしゅ》の直前に「なにか甘いもの、甘い柿《かき》でも食べないか」と三成に話しかけた。三成は、関が原の戦いで西軍を率いた総大将である。秀吉の信任の厚かった三成である。斬首の役を命ぜられた侍は、万感の思いがあったに違いない。しかし三成は、柿を食べないかという問いかけに、こう答えた。

「柿はからだを冷やし、からだに悪いから結構だ」

そしてそれが三成の最後の言葉となった。40歳であった。

敵軍からの食べ物なんかは受け取れない、というごく当たり前の気持ち以外に、三成は首をはねられる最後の瞬間まで、なんとか生き延びることはできないかと考えていたに違いない。生命に対する強烈な執念が、そこにあった。もう直《す》ぐ首をはねられるという死の間際まで、からだをいたわり、生きる手立てを考えていた。自分の存在感をこの言葉で表わすことによって、これほどの武士を殺すには忍びないとの決断が急遽《きゅうきょ》行われ、土壇場《どたんば》で、生き延びられるかもしれないと思った可能性もある。実際、西軍にあって大活躍し東軍に恐れられた宇喜多秀家は、囚《とら》われの身となったが、殺すには惜しい人物とされたために斬首ではなく八丈島に島流しとなり、そこで高齢まで生きて天寿を全うした。しかし三成は、最後の思惑もむなしく斬首された。その後、今の滋賀県にあった三成の家屋敷や代々の墓所はことごとく、勝利した徳川方によって破壊されただけでなく、石田三成は、人望のない、つまらない小人物というレッテルをはられ、それが歴史の事実であるかのように書き残されて定着した。私は、石田三成は立派な人物であったと思う。立派な人物であったからこそ、そういう人物を殺した理由付けをするために、何が何でも三成を悪く言う必要が勝者にはあったのだ。最後の最後まであきらめないという三成のスピリットは、長生きをしたい人には絶対必要だ。生きていたいという三成の願いは叶《かな》わなかった。しかし彼の粘り強い闘志は、数百年の時の流れを超えて現代の社会のなかに、まちがいなく息づいている。

長生きも、あきらめてはいけないのだ。最後の最後まで生きようとするその姿が、何かを世の中に残していく。人々に、感動と生きる勇気を与えるのだ。

15　その気にならないと長生きはできない

絶望の淵《ふち》から長生きを目指して

なんでもそうだが、長生きも、その気にならないと、出来ない。その気にならないと、なにごとも起こらないことは、人間を含めた動物界の大原則である。エサをとろうという衝動がなければ、エサが見つかるわけがない。メスを見つけて襲いたいという衝動がないオスには、子孫ができる筈《はず》がない。宝くじだって、何が何でもお金が欲しいと思わなければ、まず当たる確率が限りなくゼロに近い宝くじを何千円も出して買ったりはしない。その気になって金儲《もう》けをしようと思わなければ、お金が自然に空から落ちてくるわけではない。

長生きだってそうなのである。なんとかして、なんとしてでも、長生きをしたい、と思わない人に長生きのチャンスは生まれにくい。では、長生きにしたって、野生動物の餌《えさ》探しにしたって、なぜ「その気に」なるのか。その根底には強い欲求、欲望、どうしても目的を達成しなければならないという切実な理由、があるからだ。だからこういう強い欲求とか、止《や》むにやまれぬ差し迫った理由がない場合、たとえば絶望の淵に立っている人間には、長生きをしたいという発想そのものが湧《わ》いてこない。

万感の思いを込めて佐藤和子さんは毎回、外来診察室に入ってくる。62歳だ。5年前に脳梗塞《のうこうそく》を起して以来、左半身が動かしづらくなっており、左足を引きずりながら、ゆっくりと床を探るように部屋の中に入ってくる。これでもだいぶ良くなったほうだ。発病当時は、左半身は、ほとんど全くと言ってよいほど動かなかったが、泥の中を歩くような我慢と執念のリハビリ、それに5年間の時間という薬が、ここまでの回復を可能にした。

「佐藤さん、ほんとにずいぶん良くなったよね。100歳を目指して長生きしましょう。大きな脳卒中を起した人が100歳まで到達したらギネスブックにだって載りますよ」

「いやあ、先生、それは、わたしなんかには、とても無理ですよ。ここまで生きられたことが不思議なくらいで、5年前に病気になったときは、絶望の淵に立っていましたから」

絶望の淵に立ちながら5年前の彼女には不屈の闘志が燃えていた。病気以外にも、子供の居ない家庭で人に言えない人生の苦難があった。なんとしてでも昔の元気な自分を取り戻してやろう。いつかは必ず重い扉が少しは開くだろう。そうしたら一気に扉の狭い隙間《すきま》を何が何でも押し広げて、暗闇《くらやみ》から陽光のもとへ躍り出るのだ。そしてまた自分の足で自由に歩き回ってやる。絶望の淵から身を投げるのではなく絶望の淵から必死の回復を狙《ねら》ったのだ。私は彼女が持ち前のたくましさで100歳まで生きてくれることを願いたい。あれだけの暗闇から自力で這《は》い出た人だから。

誰でも歳《とし》をとってくると、もう歳だ、もう駄目だ、もう無理だ、と、次第次第に絶望の淵へと足が向くようになる。しかし、絶望の淵から生還した人がいるのだ。いま目の前に、顔いっぱいの笑顔がある。苦難の身の上を耐え忍んだのちの笑顔がある。

100歳を目指そう。遠慮することはない。生きて、生きて、そして、さらにもっと生きて、100歳のゴールまで歩くのだ。これまでの苦難の人生で鍛えた足がゴールまでの道のりを歩きとおすに違いない。もう歳だと、あきらめてはいけない。

「その気にならないと長生きはできない」というのは、私の外来を訪れる多くの高齢の人々に、私がいつも語りかける、私の、信条だ。

おわりに

どんなに長生きによい食べ物を食べ、長生きに適した生活環境、たとえば長生き住宅、健康に適した衣服を着て、静かで空気のきれいな地域に住んでいても、心がズタズタでは長生きはできない。

食べ物や生活環境などといったものは、長生きのハードウエアであり、心の問題はソフトウエアなのだ。コンピュータなんか関係ありません、という高齢の読者が、この本を読んでくださるかもしれないということを念頭において説明をすると、こうなる。

部屋においてあるテレビは、ハードウエアであり、そのテレビに映る番組内容が、ソフトウエアである。立派なテレビが置いてある。何十万円もする最新の薄型テレビだ。でもテレビの器械だけでは、どうということはない。ただの箱かスクリーンに過ぎない。大切なのは、そのテレビのスイッチを入れた時にどんな内容の番組が見られるのか、ということだ。テレビには、いろいろな番組が登場する。バカな内容や面白くもおかしくもない番組、見ているとあくびが出るような番組もある一方で、見るだけで画面に釘付《くぎづ》けになるような番組、思わず涙がこぼれそうになる番組、見終わったあと、なんだか元気になったようで気持ちが明るくなる番組、勇気がわいてくる番組、なぁーるほど、と物知りになる番組がある。テレビは、大きさが何インチで値段がいくらのものなのかというハードウエアは問題ではなくて、テレビに映る番組、つまりソフトウエアがどうなっているか、が大切なのだ。

究極の長生きの秘密も、だから、テレビという箱型の器械がどうのこうのということではなく、どんな内容のテレビ番組なのかということ、つまり心が住んでいる脳の中にすべてがあるのだ。もちろんテレビの器械としての性能が悪かったり壊れていれば、どんな良い番組を放送しても、テレビに映し出すことはできない。だから長生きのハードウエアの中で大切な「長生き食べ物」について、この本では、かなりのページを割くことにした。長生きの秘密は、ハードもソフトも、まだまだ、いろいろあるが、1冊の本に収められる分量で、しかも、ひょっとしたら、未《ま》だみんなが知らないかもしれないことも交えて書いた。それが本書である。

ボケ知らずで長生きの秘密の中心に座っているのは心である。心はどこにあるかと言うと、手足でもなく、おなかでもなく胸の中にあるのでもなく、頭つまり脳の中にある。だから長生きの秘密は脳の中にある。

ボケずに長生きするために必要な心のプログラムのうち、勝負を決める大切なプログラムがいくつかある。生命への限りない執念、しかも貪欲《どんよく》な動物的な執念が、必要だ。きれいごとだけでは長生きはできない。這《は》ってでも生きてやるぞという強い執念が必要だ。生き続けることへのたゆまざる工夫と努力、生きていられることに対する深い感謝、そして、いろいろなものに対する情熱と愛情も長生きを実現させるプログラムである。

ボケ知らずで長生きの秘密を書く私が、何歳まで生きられるのか、私には分からない。ボケずに長生きの秘密を書いた人が、アレ、アレ、もうボケちゃったよ、もう死んじゃったよ、と言われないように、読者の皆さんと一緒になって長生きを目指したい。ボケないためには、こんないい方法がありますよ、長生きの知恵はこれです、という読者がいたら、是非、私にも教えて欲しい。みんなの知恵を集めて貪欲にみんなで長生きをしよう。私からの、このメッセージを書いて、本書の締めくくりにしたい。

平成十八年　春

天野恵市

解説

平野貞夫

平成の「姥捨山《おばすて》」といわれる「後期高齢者医療制度」が、二〇〇八年(平成二〇年)四月一日から施行された。七十五歳以上の医療保険を分離し別制度として、医療費の削減を狙《ねら》いとするものだ。一言でいえば、「長生きをするな」というもので、政府が社会保障の理念を否定した最悪の制度である。

天野惠市医学博士の『ボケずに長生きできる脳の話』が、この時期、文庫本として再び世の中に出ることは、きわめて意義のあることだ。その理由は、天野博士の信条、医学者としての見事な生き方にある。

「長生きをしなければ、この世に生まれてきた値打ちがない。長生きをしたけれど、おしまいのほうはボケボケ状態であったのでは、長生きをした値打ちがない。脳を活性化しなければボケるし、ボケていたのでは、結局は、価値ある長生きもできない」(本書より)

と、喝破していることからもわかる。

本書の眼目は、ここら辺にあろうかと推察するが、内容はとてもとても深く、「ボケ予防」だけではない。人間の生き方の基本である「医食同根」や「暮しの中の健康創造」などを、わかりやすく、データを示して専門的に説明した、貴重な文献といえる。

私は子供の頃からある疑問を持って、七十二歳という年になった。その疑問が本書で完全に解明できた。その感謝の気持で解説の大役を引き受けたともいえる。

一九三五年（昭和十年）生れの私は、敗戦の一九四五年（昭和二十年）には、国民学校（現在の小学校）四年生であった。幼少年期を戦争体制で育った。国民学校に入学する前から、母親を困らせたことがあった。「魂（たましい）」というものは、体のどこにあるかという質問を毎日、毎日したからだ。

この時代には「大和魂《やまとだましい》」という言葉が、日本中に満ちあふれていた。その影響を受けていたのだろう。母親はいろいろ説明してくれたが、納得いかなかった。開業医の父親に聞いても、ニヤニヤするだけで答えてくれない。その疑問に、天野博士は本書で明解に回答を出してくれている。

「執念、責任感、集中力、柔軟な対応力、過去の忍耐を記憶する力、困難を生き抜く精神力、強い願望、信念を持続する力、厚い信仰心、これらはすべて、ボケずに長生きをするためには必要なエネルギーである。（中略）

長生きに不可欠な心の世界は、からだのどの部分に存在するかというと、それは胸でも腹でも手足でもなく、すべて脳の中にある。だから、長生きの秘密は、脳の中にあるのだ」

長生きを「生きること」、魂を「心」とすれば、私の子供の頃からの疑問は全て解けるのだ。

この天野博士の論は、単なる「健康本」を超えている。思想・哲学の領域の課題である。となると、天野恵市という医学者の人間を論じなければならない。

率直にいって、私は天野博士とは一回だけ約四時間、会食しながら懇談し、数回かなり長文の手紙のやりとりをしただけである。それだけなら普通の知人関係である。しかし、二人を結びつけたものは、政治の背後にある暗黒の疑惑問題の解明という想《おも》いであった。

二〇〇六年（平成十八年）七月、私は『ロッキード事件――葬られた真実――』（講談社）を刊行した。この年はロッキード事件、田中元首相逮捕後、三十年という記念の年であった。ロッキード事件当時、私は前尾繁三郎衆院議長秘書で、事件と政治の渦中にいた。私の無念さは「何故田中元首相が逮捕されたのか。他に大物政治家はいなかったのか」というものであった。ロッキード事件に対する政治と司法の処理に問題があり、それが田中元首相の怨念となって、その後の日本政治が混乱したと私は考えている。

田中元首相の鎮魂という発想で執筆したが、その本には、当時の自民党幹事長中曽《なかそ》根《ね》康弘《やすひろ》氏に疑惑があり、右翼の大物児玉誉士夫《こだまよしお》氏を国会証人として喚問することになった経過を書いた。児玉証人は東京女子医大の喜多村孝一教授の診断書で、国会の喚問に応じず、中曽根幹事長への疑惑は消えていくことになる。

天野博士は当時、喜多村教授のもとで助教授を務めており、児玉証人の病状や喜多村教授の行動を熟知していた。平成十三年四月号の『新潮45』に寄せた、「児玉誉士夫の『喚問回避』に手を汚した東京女子医大」という手記に、児玉証人が国会に出頭できるかどうか、国会派遣の医師団が調査に行く前に、喜多村教授が睡眠と麻酔作用のある注射をしたという話があった。

そして、予期しないことが起こった。私の著書を書店で見つけて、手記についての言及を知った天野博士から手紙をいただいたのだ。当時のことについて詳細なメモが添えられていた。手紙には、

「著作を拝見し、歴史の真実に目を向けることの大切さ、正しいと思う信念は堂々と世に問うという平野先生の心を知り、このような政治家に、私が知る真実を詳しくお伝えしておくべきだと考え、かなり長くなりましたが書き残すことにいたしました」とあった。

私は感動して、天野博士に直接お会いし、当時の様子を教えていただいた。すると私の考えに誤りがあることが判《わか》った。私の推測では、児玉証人が国会喚問に病気を理由に応じなかったのは、児玉証人本人の意思であったと思っていた。

天野博士の説明によれば「戦後最大の右翼といわれた児玉誉士夫は、主治医と政治家によって自分の弁明の機会を失った犠牲者であったという見方もできる」ということだった。私はこの意見に思い出すものがあった。児玉誉士夫の死亡を報じたある雑誌の「児玉は死ぬまで薬づけにされていた」という記事だ。

私は天野博士に感謝し、

「ロッキード事件の真実が解明されていないことが、日本社会が混迷を続けている原因です。そのキーワードは児玉証人が証人喚問に応じなかった本当の理由です。ぜひ、この謎《なぞ》の解明にご協力いただけませんか」

とお願いしたところ、天野博士から「世直しの一助になれば」とのお返事をいただいた。天野博士と私で、「政治と医者」といったテーマで、対談してみたいということを話し合った。その後いくつかの出版社に話したが、この企画はまだ実現していない。

『ボケずに長生きできる脳の話』の解説に戻ろう。天野博士は、東京大学脳神経外科の佐野圭司教授門下の俊英であったと、友人の医師から聞いている。喜多村教授という政治的な世渡りを得意とする人物や、ロッキード事件との出合いの中で、運命の激流を真直《まっすぐ》に生きてきた人物である。ボケ防止の実学として、この本から学ぶことは沢山ある。その中で、私が一つだけ選ぶとしたら、天野先生の「水」への思いだ。「毎日、水をしっかり飲む」(本書第1章)というところである。

「水は、世界最古の薬、である」とは、天野博士の全ての思想を表わす至言である。私は最近「水」について強い関心を持つようになった。飲み水も大切だが、水のもつ総合的な力、これを人類は見直すべきではないかという問題である。地球環境の劣化は「水」を大事にして、活性化した水を活用することでとり戻すことができるはずだ。

そもそも、私たちが住んでいる星を「地球」と呼ぶのは間違いである。量と質からいっても「水球」ではないか。私たち人間は、火を発見しそれを活用して、現代文明をつくりあげた。それは「火の文明」である。核兵器の出現がそのシンボルだ。これが地球環境をはじめ、人間の身心を崩壊させているといえる。人間が壊したものは、人間が戻さなければならない。

私はこれからは「水の活用、水のテクノロジー」が、地球や人類を救うと確信している。「水は、世界最古の薬である」と、医学の根本を喝破される天野博士の一層のご活躍を祈る。

（二〇〇八年六月、政治評論家・元参議院議員）

この作品は平成十八年四月新潮社より刊行された『脳外科医が教えるボケ予防15か条』を改題したものである。

岡田信子著
たった一人の老い支度 実践篇
一人でも（だからこそ？）楽しく、賢く、堂々と生きよう。老いと向き合う年代を笑って乗り切るための、驚きと納得のマル得生活術。

河合隼雄著
働きざかりの心理学
「働くこと＝生きること」働く人であれば誰しもが直面する人生の〝見えざる危機〟を心身両面から分析。繰り返し読みたい心のカルテ。

河合隼雄著
こころの処方箋
「耐える」だけが精神力ではない、「理解ある親」をもつ子はたまらない――など、疲弊した心に、真の勇気を起こし秘策を生みだす55章。

河合隼雄
村上春樹 著
村上春樹、河合隼雄に会いにいく
アメリカ体験や家族問題、オウム事件と阪神大震災の衝撃などを深く論じながら、ポジティブな新しい生き方を探る長編対談。

安保 徹著
病気は自分で治す
―免疫学101の処方箋―
病気の本質を見極め、自分の「生き方」から見直していく――安易に医者や薬に頼らずに自己治癒できる方法を専門家がやさしく解説。

天野惠市著
そこが知りたい「脳の病気」
頭痛、めまいの原因は何か。脳梗塞の予防法はあるのか。ボケに効く薬とは？ わかりやすく解説した、万人のための「脳」の医学書。

新潮文庫最新刊

松岡圭祐著
ミッキーマウスの憂鬱
秘密のベールに包まれた巨大テーマパーク。その〈裏舞台〉で働く新人バイトの三日間を描く、史上初ディズニーランド青春成長小説。

岩井志麻子著
べっぴんぢごく
美醜という地獄から、女は永遠に逃れられない――。一代交替で美女と醜女が生れる女系家族。愛欲と怨念にまみれた百年の物語。

平安寿子著
恋はさじ加減
ポテサラ、梅干、カレーうどん……。食べものが導く恋の幸せ不幸せ。甘いだけじゃない、スパイスのピリリと効いた六つの恋愛物語。

松尾スズキ著
同姓同名小説
どうしてこうなるの！　芸能人と偶然にも同じ名前を持ってしまった男女の悪夢とは。放送禁止×爆笑必至。鬼才松尾の描く人生喜劇。

塩野七生著
ローマ人の物語　32・33・34
迷走する帝国（上・中・下）
皇帝が敵国に捕囚されるという前代未聞の不祥事がローマを襲う――。紀元三世紀、ローマ帝国は「危機の世紀」を迎えた。

群ようこ著
おんなのるつぼ
電車で化粧？　パジャマでコンビニ?? 肩ひじ張る気もないけれど、女としては一言いいたい。「それでいいのか、お嬢さん」。

ボケずに長《なが》生《い》きできる脳《のう》の話《はなし》

新潮文庫　あ－52－2

平成二十年九月一日発行

著者　天《あま》野《の》惠《けい》市《いち》

発行者　佐藤隆信

発行所　株式会社新潮社

郵便番号　一六二―八七一一
東京都新宿区矢来町七一
電話　編集部(〇三)三二六六―五四四〇
　　　読者係(〇三)三二六六―五一一一
http://www.shinchosha.co.jp

価格はカバーに表示してあります。

乱丁・落丁本は、ご面倒ですが小社読者係宛ご送付ください。送料小社負担にてお取替えいたします。

印刷・東洋印刷株式会社　製本・株式会社大進堂

ISBN978-4-10-120422-2 C0147